PSICOTERAPIA IN PRATICA

Giuseppe Lavenia

LE DIPENDENZE TECNOLOGICHE

VALUTAZIONE, DIAGNOSI E CURA

GIUNTI

www.giuntipsy.it
www.giunti.it

Via Fra' Paolo Sarpi 7/A, 50136 Firenze – Italia

Prima edizione: gennaio 2018
Prima ristampa: ottobre 2018

Indice

Capitolo 1
Introduzione

1.1. DIFFUSIONE DEL FENOMENO

Avere un quadro della diffusione del fenomeno di Internet e del suo utilizzo consente di comprendere il contesto che viene affrontato in questo volume. A partire dall'idea che Internet rappresenta un mezzo di utilità di uso quotidiano, è bene rendersi conto di quanti accedono a esso, per quanto tempo e finalizzato a che cosa, così come è importante considerare l'aumento esponenziale del suo impiego, il rapido mutamento che accompagna la tecnologia a esso collegata e i cambiamenti comportamentali delle persone per l'utilizzo della tecnologia di Internet, per poter così riflettere sulle dinamiche sociali e individuali che questo fenomeno può mettere in moto nella vita dei singoli.

1.1.1. Nel mondo

La tecnologia di Internet coinvolge tutto il mondo attuale: nel 2016[1] la popolazione mondiale ha superato i 7 miliardi di persone e tra queste gli utenti della Rete Internet sono più di 3 miliardi, il 46% della popolazione totale. Quasi la metà della popolazione mondiale utilizza Internet, con una crescita del 10% di utenti rispetto al 2015 e una previsione realistica di ulteriore crescita nel prossimo futuro. L'uso della Rete è sempre più spesso legato

[1] Riferimenti *Digital in 2016* da www.wearesocial.com.

all'accesso ai social network, per cui si contano più di 2 miliardi di account attivati sui canali social e un aumento dei profili di accesso del 10% rispetto al 2015. Più di 3 miliardi sono gli utenti di dispositivi mobili e tra essi quasi 2 miliardi sono gli account social da cellulare. Il numero di persone che usano dispositivi mobili è cresciuto del 4% e il dato maggiormente significativo riguarda l'incremento di coloro che accedono ai social media da dispositivo mobile rispetto all'anno precedente (17%). Il traffico web viene gestito in larga parte da dispositivi mobili con un aumento del 39% dell'utilizzo di Internet da smartphone. Secondo il sito www.wearesocial.com «i dati relativi al dispositivo che le persone usano per visitare pagine web mostra, molto chiaramente, come si tenda a usare sempre meno il computer e sempre più lo smartphone per questo tipo di attività»[2].

Tra le piattaforme social[3], Facebook risulta il canale maggiormente utilizzato, con più di 1 miliardo e mezzo di utenti attivi. Segue WhatsApp, impiegato come mezzo di messaggistica istantanea da 900 milioni di persone, mentre al terzo posto per numero di utenti si trova QQ, il programma di messaggistica più popolare in Cina, che conta 890 milioni di fruitori.

La media mondiale del numero di connessioni di dispositivi mobili arriva quasi alla totalità della popolazione, 99%. Ciò indica che quasi tutti al mondo hanno un dispositivo di accesso alla Rete, o in alcuni casi certuni ne hanno più di uno, e vi è una restante piccola parte della popolazione che ne rimane fuori: per esempio in Africa il numero di connessioni di dispositivi mobili corrisponde all'82% della popolazione, mentre in Europa Occidentale corrisponde al 124%. Gli Emirati Arabi risultano il Paese con la maggiore percentuale di connessioni mobili rispetto al totale della popolazione (187%), mentre in India si ha il 77%. In questa scala l'Italia si pone tra i Paesi con percentuali di connessioni elevate, con un numero di connessioni mobili corrispondenti al 134% della popolazione (si ricorda che la media mondiale è del 99%).

[2] Riferimenti *Digital in 2016* da www.wearesocial.com.
[3] Riferimenti *Digital in 2016* da www.wearesocial.com.

1.1.2. *In Italia*

Una fotografia più specifica del fenomeno in Italia vede una popolazione totale di quasi 60 milioni di persone di cui un 63% è attivo sulla Rete, pari a più di 37 milioni di soggetti. Le connessioni da dispositivi mobili sono 80 milioni, pari al 134%, mentre gli utenti connessi tramite mobile sono il 48% della popolazione italiana. Ventotto milioni sono gli utenti attivi sui social e di questi il 40% è attivo tramite connessione mobile. Il sito www.wearesocial.com evidenzia la forte crescita nell'utilizzo di canali social da dispositivi mobili: nel 2015 gli account italiani che accedevano ai social da smartphone erano 22 milioni e in un anno sono aumentati di altri 2 milioni. Si è registrato un aumento di utenti di Internet pari al 6% rispetto all'anno precedente: in particolare si evidenzia che il 65% della popolazione adulta ha un computer e il 95% ha un cellulare, il 62% ha uno smartphone e il 21% un tablet. Il tempo passato dagli italiani in Internet tramite PC o tablet è in media di 4 ore al giorno per ciascun utente, mentre il tempo impiegato in Rete tramite connessione mobile è in media di 2 ore e 10 minuti al giorno; le ore impiegate sui social con qualsiasi dispositivo sono in media 2 per ciascun utente e risultano ancora inferiori al tempo trascorso davanti alla TV che è in media di 2 ore e 25 minuti al giorno.

Tali dati fanno riferimento al totale degli utenti che hanno a disposizione l'accesso a Internet e non precisano la diffusione crescente dell'utilizzo in termini di tempo di connessione da parte dei giovani e, in particolare, degli adolescenti. Sempre in Italia coloro che usufruiscono di Internet ogni giorno sono il 79% degli utenti, mentre accede alla Rete una volta a settimana il 15%, una volta al mese il 5%, meno di una volta al mese solo l'1%. Le piattaforme social più usate in Italia sono Facebook, al primo posto, WhatsApp e Facebook Messenger, mentre con percentuali minori di utilizzo seguono Google+, Twitter, Instagram e Skype. Tra gli utenti di Facebook le fasce di età maggiormente attive sono tra i 20 e i 29 anni (26%), tra i 30 e i 39 anni (23%) e tra i 40 e i 49 anni (21%), con uguale distribuzione tra maschi e femmine. Mentre gli adolescenti tra i 13 e i 19 anni risultano il 10% dei soggetti connessi a Facebook, tra i 50 e 59 anni gli utenti sono il 13% e sopra i 60 anni l'8%. Per avere una panoramica delle attività svolte in

Rete in Italia, consideriamo che il 43% degli utilizzatori accede a messaggistica istantanea tramite Internet, il 30% fruisce di video, il 24% utilizza giochi online, il 21% usufruisce di modalità di pagamento in Rete, il 34% accede a servizi di GPS e mappe, il 48% compra online prodotti o servizi una volta al mese, il 56% ricerca in Rete prodotti o servizi da acquistare almeno una volta al mese, il 53% visita un punto vendita online almeno una volta al mese, il 44% effettua un acquisto online da computer e il 23% da dispositivo mobile almeno una volta al mese.

I dati confermano l'andamento degli ultimi anni che vede l'aumento costante di utenti che accedono a Internet, di quelli che vi accedono da dispositivi mobili e soprattutto l'incremento degli utenti che accedono ai social media da dispositivi mobili. Facebook rimane il capofila delle piattaforme social, ma contemporaneamente vi è una grande diffusione di sistemi di messaggistica istantanea come WhatsApp e Facebook Messenger, per cui sono sempre di più le aziende che li utilizzano come mezzi di comunicazione per fornire informazioni e assistenza ai clienti.

Per avere la panoramica degli accessi al Web in un giorno medio del 2017, si può consultare la Total Digital Audience[4] che riporta i dati del mese di febbraio 2017 dichiarando che l'Italia ha raggiunto 30,7 milioni di utenti unici, cioè il 56% della popolazione dai 2 anni in su. Il tempo complessivo di navigazione per ogni utente è di 53 ore e 20 minuti, tramite PC e mobile (smartphone e tablet). La media di un giorno di febbraio fa registrare come connessi 24,1 milioni di utenti, online per 2 ore e 26 minuti ciascuno: hanno navigato da un computer 10,9 milioni di italiani, circa il 20% della popolazione dai 2 anni in su, e/o da mobile 21,4 milioni, il 48,5% della popolazione tra i 18 e i 74 anni. Il tempo speso in navigazione da PC è di 1 ora e 9 minuti, mentre il tempo di connessione da mobile è di 2 ore e 9 minuti. Nel dettaglio dei dati anagrafici si osserva che in un giorno medio sono online il 43,2% degli uomini e il 44,5% delle donne italiane; in media le donne trascorrono più tempo connesse degli uomini, 2 ore e 37 minuti contro 2 ore e 13 minuti. Inoltre la categoria anagrafica maggiormente connessa è quella dei giovani: cioè il 70,4% degli italiani tra i 18 e i 24 anni, il 65,9% di coloro che

[4] Fonte Audiweb database – dati di febbraio 2017 – Audiweb powered by Nielson (www.audiweb.it). Audiweb è il soggetto realizzatore e distributore dei dati sulla audience online.

hanno tra i 25 e i 34 anni e il 61% della popolazione tra i 35 e i 54 anni. A livello geografico, invece, la distribuzione delle connessioni attribuisce al Nord-Ovest la percentuale più elevata di utenti online (47,4%), seguito dal Nord-Est (43,7%), dal Centro (42,7%) e, in coda, dal Sud e dalle Isole (40,2%). Online il 93% degli utenti entra nei motori di ricerca, l'87% accede ai social network. Secondo la ricerca *Italiani e Social Media*[5], i social maggiormente utilizzati dagli italiani, anche più volte al giorno, sono Facebook (84%), YouTube (57%), Instagram (40%), in accoppiata alle applicazioni di messaggistica WhatsApp (91%) e Facebook Messenger (64%). Facebook si conferma il social network in grado di soddisfare le esigenze più diversificate, cioè viene scelto per ragioni relazionali, ludiche e informative. Molti degli intervistati dichiarano di usare YouTube per informarsi, mentre per seguire brand e personaggi famosi prediligono Instagram. Inoltre il 45% del campione dichiara di essere iscritto a diversi canali social, tra i quattro e i sei servizi di social e messaggistica. Con il crescere dell'età diminuisce il numero di social a cui si è iscritti: tra i 18 e i 34 anni la media di social e servizi di messaggistica posseduti è superiore a sette, dopo i 45 anni, invece, scende a tre canali. I giovani di età compresa tra i 15 e i 17 anni usano più frequentemente Instagram, YouTube e WhatsApp.

I numeri sulla diffusione e sull'utilizzo della Rete Internet danno l'idea di un fenomeno di massa che si estende a tutti i Paesi e diviene realmente globale, coinvolgendo la popolazione mondiale al di là delle differenze di genere, razza, etnia, ceto, religione e così via, in quanto ciascun soggetto può trovare nel virtuale il suo gruppo di appartenenza o, in alcuni casi, da esso discostarsi per riconoscersi in altre "realtà" e appartenenze. Ciò avviene attualmente soprattutto con i social media, attraverso cui gli utenti della Rete partecipano a discussioni, si informano, condividono e creano contenuti entro una cerchia di appartenenza o tramite canali della Rete che raggiungono altri utenti più o meno identificabili. Ciò che i numeri non riescono a rendere è il cambiamento che si è avuto negli ultimi anni in particolare con la diffusione dei social. Gli utenti si sono trasformati da fruitori della Rete a creatori di essa attraverso una modalità sempre più attiva e partecipativa rispetto ai contenuti presenti in Internet, che non solo vengono visualizzati e

[5] Fonte Blogmeter, periodo di analisi 23 febbraio-1 marzo 2017, campione 1500 utenti iscritti ad almeno un canale social residenti in Italia (www.vincos.it).

commentati, ma anche modificati, prodotti e condivisi da ciascun comune utente. Non sono solo i più esperti o gli informatici a immettere nuovi contenuti, ma ogni persona con il suo smartphone o altro dispositivo collegato alla Rete può farlo con semplicità. E ciò avviene quotidianamente per la maggior parte degli utenti. Secondo una ricerca di Tech Spartan[6] tramite YouTube, terzo sito più cliccato al mondo dopo Google e Facebook, nel 2013 venivano caricate 103 ore di video al minuto e nel 2014 le ore erano 306. Nel 2016 in un minuto di Internet[7] sono stati visualizzati 2,78 milioni di video su YouTube e si sono visualizzate poco meno di 70 mila ore di video tramite Netflix, sono stati inviati più di 20 milioni di messaggi WhatsApp, 150 milioni di e-mail e quasi 347 mila tweet su Twitter, sono stati effettuati più di 700 mila accessi a Facebook, 120 nuovi account su Linkedin e più di 38 mila post su Instagram. Sempre in un minuto sono state richieste 2,4 milioni di ricerche a Google, scaricate 51 mila applicazioni dall'Apple Store e spesi più di 200 mila dollari su Amazon. Questo solo per avere un'idea globale di quanto, in termini di numero di persone e di tempo impiegato, la Rete sia fortemente diffusa e fruita nel momento attuale e quanto siano in forte crescita il suo uso e in continuo mutamento le tendenze rispetto alle piattaforme web impiegate e frequentate.

1.1.3. Dispositivo mobile

Uno studio statunitense del 2012[8] sull'atteggiamento mentale legato all'uso del telefono smartphone riporta una serie di dati secondo cui è emersa una nuova *mentalità mobile* per cui i pensieri, le emozioni e il comportamento delle persone sono influenzati dal loro smartphone. Questo tipo di telefoni cellulari di ultima generazione, che permette una navigazione rapida e continua tramite una connessione costante e veloce, è divenuto negli ultimi anni indispensabile per le nostre vite. Dallo studio citato, condotto negli Stati Uniti su un campione di proprietari di smartphone, emerge che il 60% non fa trascorrere un'ora senza controllare almeno una volta il proprio telefono e, rispetto a ciò, i giovani sono i più coinvolti, con il 63% delle donne e il 73% degli uomini tra

[6] www.techspartan.co.uk.
[7] www.excelacom.com.
[8] Lookout, 2012, *Mobile Mindset Study*, giugno 2012 (www.mylookout.com).

i 18 e i 34 anni. Un altro dato significativo indica che il telefono fa parte della vita quotidiana e intima delle persone, in quanto un'alta percentuale lo tiene con sé e lo controlla anche in orari notturni o in ambienti dove abitualmente si rispetta la privacy del singolo. Infatti il 54% degli intervistati ha dichiarato di controllare il proprio smartphone mentre si trova a letto, prima di dormire, appena sveglio o anche nel bel mezzo della notte, mentre il 40% ha ammesso di portarlo con sé quando va in bagno e di controllare lì eventuali notifiche e aggiornamenti. Lo stesso studio ha sottolineato come la connessione continua e il legame emotivo con il proprio smartphone siano talmente significativi per la persona da normalizzare anche comportamenti inappropriati come:

- dimenticare le buone maniere, per cui il 30% ha dichiarato di controllare il telefono anche quando si trova a condividere il pasto con altri;
- violare la legge, tanto che il 24% ha ammesso di guardare il telefono mentre sta guidando;
- disattendere usi e costumi, per cui il 9% ha confessato di controllare lo smartphone durante i riti religiosi nei luoghi di culto.

Dividendo per fasce di età i proprietari di smartphone che mettono in atto questo tipo di comportamenti inappropriati, emerge che i giovani adulti sono quelli che presentano una percentuale maggiore, rivelando come l'uso del proprio smartphone sia diventato così essenziale da richiedere di controllarlo e utilizzarlo in qualsiasi momento, indipendentemente dal fatto che possa essere percepito come scortese o pericoloso.

Lo studio ha quindi indagato le reazioni emotive collegate al non avere con sé il proprio smartphone e alla percezione di averlo perso, percezione più o meno reale in quanto lo studio rivela che il 69% dei soggetti che si sono preoccupati di aver perso il proprio cellulare poi si è accorto di essersi sbagliato. Le reazioni emotive collegate al non avere con sé il proprio telefono sono di:

- panico per il 73%;
- disperazione per il 14%;
- sentirsi male per il 7%;
- sentirsi sollevato per il 6%.

L'uso del telefono per collegarsi alla Rete è tutt'oggi in forte aumento, così come l'utilizzo costante dello smartphone nel corso della giornata, per cui la maggior parte delle azioni quotidiane viene svolta con il cellulare in mano, sia quando ci si trova da soli nella propria privacy, come l'uso a letto o in bagno, che nelle situazioni sociali, ossia sui mezzi pubblici, nei bar e ristoranti, mentre si cammina per strada, quando si ha una conversazione con altri sia al lavoro che nel tempo libero, durante il lavoro, nella pausa caffè, mentre si guida, quando si mangia sia da soli che in compagnia, quando si fa sport, in viaggio, in vacanza, sempre.

Uno studio dell'Università della California, a San Diego, riportato da me.Quilibrium[9] nel 2013, rivela come per la maggior parte degli utenti non sia possibile ignorare il proprio smartphone tenendolo in tasca o in borsa fino a quando non se ne ha effettivo bisogno: il 61% dei proprietari di smartphone interpellati ha dichiarato di non resistere dal controllare notifiche, e-mail e messaggi, e di doverlo fare almeno una volta ogni ora. Il cellulare cattura l'attenzione e modifica le nostre azioni. L'81% degli intervistati dichiara di interrompere conversazioni, pasti e momenti di relax e divertimento per controllare il proprio telefono, il 50% afferma di controllare messaggi ed e-mail di lavoro fuori dall'orario lavorativo, anche nel fine settimana e in vacanza. Tre persone su cinque passano il proprio tempo libero davanti allo schermo di computer, tablet o smartphone, piuttosto che con le persone per loro significative. Ciò spesso non dà un apporto positivo, in quanto il 60% degli utenti ha riferito di provare gelosia, di sentirsi depresso o persino irritato dopo aver controllato le proprie notifiche sullo smartphone e il 73% dichiara che tale dispositivo contribuisce a provocare stress nella propria vita.

1.2. CONTESTO: REALE E VIRTUALE

La Rete Internet costituisce oramai uno strumento irrinunciabile, componente fondamentale della vita quotidiana della maggior parte della popolazione mondiale. La tecnologia di Internet racchiude elevate opportunità di crescita intellettuale e ha deter-

[9] Riferimenti da www.mequilibrium.com.

minato un cambiamento notevole del nostro modo di vivere. L'utilizzo delle nuove apparecchiature interagisce con il nostro apparato psichico e, per la prima volta nella storia dell'umanità, l'uomo ha ideato un dispositivo che lo costringe ad adeguarsi al "modo di pensare" proprio della macchina. In altre parole, l'impiego della tecnologia del computer e della Rete richiede un adattamento mentale al suo funzionamento e, di conseguenza, spinge il soggetto a rimodulare le proprie funzioni cognitive per coordinarsi con i meccanismi funzionali della macchina.

Spitzer (2015, p. 6), neuropsichiatra tedesco conosciuto per la sua lotta contro la tecnologia, definisce questo adattamento della mente umana al computer come «demenza digitale», esponendo numerosi dati che rimandano a un calo degli apprendimenti e della profondità di elaborazione degli stimoli da parte del cervello a causa dell'utilizzo della tecnologia. Il cervello si modifica attraverso il suo stesso uso: pensare, sentire, percepire e agire comportano un cambiamento strutturale attraverso tracce mnestiche che definiscono legami e sinapsi nel cervello durante un qualsiasi processo di apprendimento. La tecnologia ha sicuramente portato un notevole, repentino e continuo cambiamento in quelle che sono le abilità messe in campo quotidianamente nella vita delle persone, facilitando tante operazioni e azioni di routine che sono divenute più veloci, facili e automatiche. Alcuni esempi possono apparire banali, ma la tecnologia di Internet rende immediate alcune operazioni come i pagamenti online tramite home banking o sistemi tipo PayPal, la messaggistica istantanea per comunicare e condividere contenuti con i propri contatti e con più contatti contemporaneamente al di là delle distanze geografiche, la visione in tempo reale di news e video provenienti da tutto il mondo, la condivisione di informazioni, foto e video su canali accessibili da ogni parte della Terra.

La Rete Internet contiene numerose potenzialità in continua crescita e, come ogni fenomeno, presenta aspetti positivi e facilitanti e, al contempo, elementi negativi o di rischio. Qui di seguito se ne elencano alcuni.

- Si tratta di un servizio fruibile a tutti 24 ore su 24: ogni persona può entrare a far parte di questo nuovo mondo o dimensione della cultura in qualsiasi momento tramite PC o dispositivo mobile, visualizzando contenuti, fruendo di servizi e applica-

zioni e "producendo", da sola o in gruppo, qualcosa che molti altri possono vedere e condividere a loro volta.
- Il Web costituisce un'immensa biblioteca mondiale dove è possibile reperire informazioni di ogni tipo, più o meno veritiere e verificate, riguardanti ogni conoscenza e interesse umano: è possibile ascrivere alla Rete oramai ogni tipo di nozione e informazione. Occorre però essere capaci di verificare le notizie e i dati che si possono trovare nel Web, poiché non vi è alcuna garanzia rispetto ai contenuti; ciascun utente può farsi una propria esperienza, imparare a orientarsi su ciò che può incontrare nella navigazione online e decidere di conseguenza come muoversi e a che cosa credere.
- Fornisce un sistema di connessione che permette di dialogare e scambiare dati con qualsiasi altro computer online, ovunque esso si trovi – attraverso, per esempio, la posta elettronica e la chat – consentendo una messaggistica di scambio e condivisione che va al di là della presenza fisica e che, quando entrambi gli utenti sono collegati online, viene considerata istantanea nonostante i tempi di scrittura-lettura-reazione-rielaborazione-risposta-lettura.
- Le barriere nazionali e spaziali sono abbattute, poiché è possibile raggiungere utenti dall'altra parte del mondo e, grazie alla videoconferenza, si può comunicare, vedere e interagire contemporaneamente con una o più persone lontane. Tramite l'accesso ai newsgroup o alle mailing list è possibile partecipare a discussioni ed essere informati su tematiche e argomenti di interesse, confrontandosi in tal modo con moltissime persone ugualmente interessate alle stesse questioni. La Rete consente anche di visitare, virtualmente, località lontane o posti normalmente non raggiungibili con la possibilità di avere immagini reali dei luoghi tramite webcam, siti di carattere geografico, siti di città, Google Earth e Google Maps.

Per tutte queste caratteristiche è possibile affermare che Internet facilita i contatti, lo studio e il lavoro, allena le funzioni cognitive di attenzione, memoria e concentrazione, stimola a essere attivi, all'informazione e alla ricerca e permette un'accelerazione delle attività e della produttività in coloro che riescono ad adattarsi alle continue innovazioni e ai nuovi linguaggi, interagendo con essi con flessibilità. Dall'altra parte, questo rapido mutamento dello scenario tecnologico si confronta con una serie di carenze nel mondo reale che rischiano di essere colmate da surrogati virtuali.

1.3. LINGUAGGI E VISSUTI

Il linguaggio web è caratterizzato da modalità interattive che coinvolgono la persona nell'utilizzo dello strumento, andando a innescare sensazioni e meccanismi di alterazione spazio-temporale che possono distogliere dalle attività della vita reale. Vi sono, quindi, delle peculiarità proprie della tecnologia di Internet che rendono la Rete particolarmente appetibile e di facile uso e coinvolgimento, e creano nei suoi utenti dei vissuti particolari, attraverso i quali la persona si ritrova collegata al Web, o a specifiche applicazioni, come in un vero e proprio legame emotivo.

La prima caratteristica del Web è la sua *ipertestualità*, definita come possibilità di accedere da un punto a un altro del cyberspazio andando per salti e aprendo numerose e infinite pagine, passando da un link all'altro, arrivando in tempi brevissimi ad argomenti, contenuti e azioni molto lontani rispetto all'obiettivo iniziale della connessione. Di conseguenza tutto questo: *a*) in primo luogo, rende facile l'uso del Web e l'accesso a qualsiasi tipo di contenuto di interesse; *b*) dà l'impressione di velocità nel raggiungere specifici obiettivi di navigazione; *c*) e, infine, può contribuire a produrre un vissuto di competenza rispetto alla Rete. "Ciò determina da un lato il perdersi continuo tra le infinite maglie della Rete e, dall'altro, la non consapevolezza del tempo che scorre mentre siamo impegnati nella ricerca e nella navigazione verso sponde illimitate" (Lavenia e Stimilli, 2012, p. 66). Si genera così l'impressione di non avere limiti: si può accedere a un numero infinito di contenuti, ma molto spesso in essi ci si perde e si può rimanere con la confusione o un senso di incompiutezza rispetto a quanto realizzato durante la sessione di connessione e a quanto intravisto o scorso velocemente.

Il *senso della velocità* pervade tutte le comunicazioni effettuate tramite Internet; ciò è dato dall'idea che con la Rete è possibile comunicare in qualsiasi momento con chiunque, mandando e-mail o messaggi via chat. Nel momento in cui la persona formula il pensiero da comunicare all'altro, può subito inviarlo, senza attendere di incontrare la persona o che essa risponda al telefono. Per di più, quando nelle chat o nelle piattaforme di messaggistica istantanea si può verificare che l'altro è online, si ha la fiducia che la comunicazione sia giunta a destinazione. Non si considerano i tempi di scrittura, lettura e attesa di risposta, sembra più importante avere inviato il messaggio piuttosto che il creare una comunicazione con l'altro. E spesso si rimane per molto tempo in attesa di una risposta, allungando così i tempi di scambio comunicativo. Eppure il vissuto che ne deriva è di una comunicazione veloce, definita come istantanea, per quanto scrivere e leggere, o anche inviare un messaggio vocale e ascoltarlo, richiedono decisamente più tempo rispetto a un dialogo vis-à-vis. Anche inviare un'emoticon o un'immagine prevede un tempo maggiore rispetto all'espressione facciale o all'emozione che si può leggere in viso, o nel tono di voce, o nel non verbale corporeo e nella prossemica di una comunicazione diretta.

In tutto ciò va letta una trasformazione del modo di comunicare tra le persone: diminuisce l'attitudine e la capacità di parlarsi faccia a faccia e del leggere la comunicazione emotiva non verbale in presenza della persona fisica, mentre molti messaggi, comprese comunicazioni importanti, anche emotivamente cariche, passano attraverso chat. Tali messaggi scritti sono spesso accompagnati da forti aspettative rispetto alle reazioni e ai tempi di risposta del destinatario, che potrebbe non cogliere il carico emotivo che si cela in quelle scritte. Oltre a ciò, la comunicazione quotidiana si appropria di una serie di contenuti virtuali dati da emoticon standard – che dovrebbero presentare lo stato d'animo o il non verbale che accompagna lo scritto – e da immagini, video, musiche, tracce audio, messaggi vocali, link a siti web, che divengono parte integrante di un dialogo continuo e sempre aperto tra due o, molto spesso, tra gruppi di utenti.

Inizialmente la Rete portava con sé anche la caratteristica dell'*anonimato*, che per molte azioni virtuali rimane presente, per cui è possibile nel Web fare ricerche, entrare in siti, porre commenti ed esprimere opinioni senza dichiarare nulla di sé, o anche mentendo sui propri dati personali e sulle proprie caratteristiche. L'anonimato concede un senso di libertà rispetto a ciò che si fa in Rete, non si vive il giudizio sociale nella fruizione di alcuni contenuti, come per esempio la pornografia online, il gioco d'azzardo online, o anche semplicemente lo shopping online. Nei blog, nei forum, nei giochi online si può dichiarare di essere chi si vuole e, di conseguenza, mostrarsi come si desidera in quel momento per poi, quando ci si stanca, abbandonare la sessione web. Ciò permette di abbandonarsi a trasgressioni che nel contesto reale il soggetto neanche penserebbe per timore del giudizio sociale.

Nell'ultimo periodo, però, con la diffusione dei social come Facebook, Twitter, Instagram e con le connessioni mobili tramite smartphone, in cui ciascun utente accede a un proprio account personale, o invia messaggi tramite il proprio numero di telefono o il proprio profilo utente, le azioni online divengono parte integrante della propria identità. La web identity non è più solo una strategia commerciale, ma coinvolge anche i singoli utenti che nella propria identità online si rappresentano, si rispecchiano, ricercano conferma e attraverso di essa si consentono di esistere. Ciò che si fa online si fa in prima persona, con il proprio nome e cognome e con un'immagine di sé; le piattaforme web divengono sempre più spesso un palcoscenico da cui mostrare sé stessi, la propria vita, le opinioni e le emozioni. Ciò che non si mostra non esiste, la condivisione dei contenuti e, soprattutto, dei propri contenuti, come foto e video, consente di essere parte attiva di un mondo virtuale, nel quale si vive l'appartenenza e si sperimenta la propria identità. Il virtuale è spesso, soprattutto per le giovani generazioni, molto più significativo del reale, perciò si ha bisogno di viverlo in prima persona e non nell'anonimato.

Un altro aspetto peculiare di Internet è il superamento dei comuni vincoli spazio-temporali e il *senso di infinitezza*. Internet non ha limiti di spazio interno, nel senso che può includere infiniti contenuti, infinite pagine, link, comunicazioni e dati, e tutto ciò che viene immesso rimane. Contemporaneamente non ha confini territoriali, consente di raggiungere l'intero pianeta e di rimanere connessi con ogni parte del mondo. Lo spazio virtuale possiede il fascino di poter sentire vicine persone che si trovano in luoghi molto lontani fino a considerarli amici e, allo stesso tempo, il coinvolgimento che se ne trae consente di ignorare il proprio vicino di posto, per esempio sull'autobus, anch'esso immerso nel proprio mondo virtuale. Perciò lo spazio viene vissuto come alterato: i confini geografici appaiono ravvicinati, le informazioni da un capo all'altro del mondo arrivano quasi in diretta, è possibile conoscere virtualmente ogni luogo della Terra tramite applicazioni e webcam, mentre i contatti diretti tra persone risultano a volte, ma sempre più spesso, difficoltosi e sembrano necessitare della mediazione del mezzo tecnologico. Si scambiano opinioni su temi condivisi online, si fanno foto e selfie da pubblicare online, si caricano video di ciò che succede, si chatta con coloro che non sono presenti e si preferisce rimanere isolati nel proprio dispositivo di connessione online piuttosto che intraprendere dialoghi vis-à-vis con persone fisicamente presenti.

Il viversi come "amici" nello scambio e nella condivisione via Web, la possibilità di inserirsi in gruppi, community o chat a tema, il sentirsi liberi di esprimersi al di là di pregiudizi sociali o di timidezze reali, e l'idea della comunicazione immediata e facile da instaurare fanno sì che in Rete si sperimenti facilmente il *supporto sociale*. È molto facile in questi contesti virtuali sperimentare la comprensione e la vicinanza emotiva da parte di uno o più utenti collegati, così come è semplice e non troppo compromettente rispondere con "empatia", simpatizzare o mostrarsi accoglienti ed emotivamente vicini alle sofferenze altrui. È possibile farlo davanti allo schermo del PC o con in mano il proprio smartphone semplicemente inviando un'emoticon adeguata al contesto di conversazione, o scrivendo poche parole di comprensione, quando in realtà si sta facendo tutt'altro, anche in Rete: si può avere davanti molte pagine aperte, essere in qualsiasi luogo o avere la mente assorta in tutt'altro, e molto spesso l'emoticon non corrisponde affatto all'espressione facciale di colui che la invia in quel momento. Inviare una "faccetta" non costa nulla in termini di tempo e denaro, e spesso lo si fa con leggerezza, o non comprendendo realmente l'importanza o la profondità di sentimenti ed emozioni espressi dall'altro utente. Semplicemente in tal modo si risponde a un bisogno di supporto che è solo virtuale e che non si ricerca nel reale. In questo senso si può parlare di vissuto di supporto sociale che non sempre corrisponde a una reale vicinanza tra gli utenti. Non bisogna tralasciare, tuttavia, i gruppi virtuali che si formano proprio su tematiche specifiche. Essi possono condividere tra loro vissuti emotivi che non trovano sfogo in altri canali, ma che via Web possono invece raggiungere utenti accomunati da esperienze simili che difficilmente si potrebbero incontrare fisicamente, come per esempio gruppi di soggetti con malattie rare, gruppi di genitori o familiari di pazienti, gruppi di vittime di particolari abusi o lutti e così via. In questo caso il supporto sociale rappresenta di solito uno degli obiettivi del gruppo stesso e diviene quindi reciproco e condiviso.

Anche il senso del tempo risulta alterato in una *flessibilità temporale* in cui, da una parte, si vive uno stiramento del tempo definibile come allungamento dei termini temporali e, dall'altra, una condensazione vissuta come quantità di cose, azioni, dati che possono essere fatti e prodotti nello stesso momento. Il senso del tempo viene alterato anche dalla mancanza di indicatori temporali: nel Web non sono presenti orologi o contatori che possano dare l'idea del tempo trascorso durante la connessione. La dilatazione del tempo è data dalla mancanza di vincoli temporali nell'invio di messaggi in chat, e-mail, o aggiornamenti di programmi o post. Questi infatti possono avvenire in qualsiasi ora del giorno e della notte, così come in qualsiasi orario possiamo trovare utenti connessi alla Rete, semplicemente perché possono collegarsi da luoghi con fusi orari diversi. L'allungamento del tempo avviene perché di fatto l'ipertestualità e i meccanismi delle piattaforme social creano un continuo andare oltre, passare di link in link, o aggiornare post, o attendere risposte a chat o e-mail, per cui si perde il senso del tempo e si rimane collegati per periodi anche molto maggiori rispetto a quanto si prevedeva inizialmente. Come già detto, anche i tempi di comunicazione tramite chat sono in concreto maggiori rispetto a una conversazione diretta, proprio perché richiedono la scrittura, l'invio, la ricezione, la lettura e la rielaborazione di una risposta, sempre in forma scritta.

Un'altra caratteristica della tecnologia è quella di rendere *esperienze sensoriali limitate*, ciò è inteso come esposizione a stimoli principalmente di tipo visivo e testuale, solo in parte uditivi, con la mancanza di interazioni faccia a faccia, al limite mediate da webcam. Manca quindi il completamento dell'esperienza dato dalla percezione da parte di tutti gli organi di senso, non solo vedere e udire, ma anche toccare, sentire gli odori, interagire tramite la propriocezione e la prossemica. In questo modo si ha una sovrastimolazione in termini visivi di luci, colori, testi, immagini e video, la quale non risulta bilanciata rispetto alle altre percezioni sensoriali. Gli utenti rischiano così un impoverimento delle proprie capacità di cogliere le stimolazioni sensoriali provenienti da altri contesti di tipo non virtuale. Ciò avviene soprattutto nella comunicazione sociale, che prevede, entro un contesto fisico condiviso, un'interconnessione complessa di stimoli e riscontri verbali e non verbali che si apprendono nella pratica. L'uso massiccio delle chat e dei messaggi rende difficoltoso tutto ciò, soprattutto per le generazioni più giovani: vi è sempre meno l'esperienza faccia a faccia, non si può vedere, udire o toccare l'interlocutore con cui si sta interagendo, ogni dialogo sembra non avere obbligo di risposta o, almeno, di risposta immediata, e inoltre ogni frase o dichiarazione viene posta in termini dubitativi, come fossero continue domande che richiedono conferma del proprio sé. Oramai si dice «ha scritto» e non più «ha detto», e ciò che viene scritto può essere ogni volta riverificato in quanto rimane salvato, è registrabile e attraverso screenshot è a sua volta condivisibile con altri.

Come già affermato, è importante ricordare che la tecnologia consente di *registrare tutti i documenti* e contenuti nel Web: cioè tutto ciò che viene immesso rimane. Nel PC, ma anche negli smartphone, si possono salvare in memoria documenti, immagini, audio e video, ricevuti, inviati o scaricati dal Web. In particolare con le chat, che sono scritte, il soggetto dispone dell'opportunità di rivedere e rileggere i propri interventi e le relative risposte, così da rifletterci sopra e da investirli di ogni sorta di significato, a seconda del proprio stato d'animo o delle aspettative riposte nel rapporto virtuale, fino a rimuginarci sopra e attribuire alle comunicazioni significati e intenzioni che possono essere molto diversi rispetto a ciò che l'altro voleva dire inviando di getto una risposta in una chat. Inoltre le foto e i video rimangono sul Web e, in particolare tramite i social, nonostante la possibilità di restrizioni della privacy, possono divenire di dominio pubblico e comunque acquisiscono una visibilità molto estesa. Tale visibilità può essere ricercata dalla persona in un preciso momento, ma questo desiderio può mutare nel futuro; nonostante ciò il contenuto rimane comunque presente in Rete ed è difficile fare in modo che non sia più visibile da altri, anche perché ciascuno con il suo PC o dispositivo mobile può salvare in memoria file e dati presi dal Web.

Altra caratteristica collegata alle stimolazioni della tecnologia di Internet è quella delle *percezioni alterate*. L'utente in genere sta seduto alla sua postazione e, anche se con lo smartphone può spostarsi, rimane con lo sguardo fisso sullo schermo, sperimentando, al contempo, infinite possibilità di sé: stare in chat con altri utenti situati anche all'altro capo del mondo, interagire contemporaneamente in più chat e gruppi di messaggistica istantanea, navigare su più pagine web, effettuare operazioni, acquisti e transazioni online che riguardano destinatari anche molto lontani, essere coinvolto in giochi multimediali con altri utenti in tutto il mondo, e ancora moltissime altre operazioni online simultanee. Tutto ciò può dare il senso di un'estensione delle proprie capacità e del proprio sé, fino a vivere, per coloro che sono fortemente o patologicamente coinvolti, stati alterati di coscienza.

> Le particolari esperienze sensoriali prevedono da una parte una limitazione e dall'altra un bombardamento di stimoli, suoni e colori, un continuo cambio di "realtà", nel passaggio immediato da un sito all'altro, oppure attraverso la velocità incalzante dei giochi virtuali in cui è possibile correre, saltare e cambiare forma e dimensione. Il tutto rimanendo fermi alla propria postazione di fronte al pc. Ciò può portare a un'invasione dell'uso del Web a discapito dei naturali spazi di vita delle persone: si finiscono per trascurare gli hobby, gli altri interessi, il lavoro per occuparsi solo ed esclusivamente della Rete e delle attività in essa intraprese. Si può così percepire una certa estraneità dal mondo e da ogni tipo di rapporto che non sia virtuale (Lavenia e Stimilli, 2012, p. 66).

Tra le possibilità della Rete vi è anche quella della *creazione di personaggi virtuali*, intesi sia come account o profili social – in cui la persona si cela dietro un nickname, uno pseudonimo, che nasconde la sua vera identità, concedendosi così un vissuto di libertà di azione ed espressione nel Web – sia come veri e propri avatar che agiscono in realtà virtuali. Ciò avviene in particolare nei cosiddetti MUD[10] o, negli ultimi tempi, nei MMORPG[11], o nei mondi virtuali come Second Life – in cui gli utenti creano il loro personaggio, spesso molto simile a sé o alle caratteristiche

[10] I MUD (Multi User Dungeon) definiscono il controllo simultaneo di ruolo online che viene attivato in giochi di ruolo in cui più utenti possono inserirsi attraverso la tecnologia di Internet.

[11] Il MMORPG (Massive Multiplayer Online Role-Playing Game), gioco di ruolo online multigiocatore di massa, definisce l'esperienza di virtual reality applicata al gioco di ruolo.

che si attribuiscono o a cui aspirano – che possono determinare un'esperienza di immedesimazione, tanto da far preferire la dimensione virtuale rispetto alla realtà offline, fino alla completa sostituzione. Nelle situazioni di grave coinvolgimento si possono osservare fenomeni di estraniamento rispetto ai propri impegni o legami sociali, affettivi e/o lavorativi fino a una depersonalizzazione, caratterizzata da quattro elementi distintivi: *a*) il sentirsi fuori luogo nell'ambiente fisico offline (derealizzazione); *b*) la difficoltà a ricordare e immaginare; *c*) l'incapacità di provare emozioni; e *d*) la sensazione di uscita dal proprio corpo, come di vivere in un sogno.

La Rete crea la possibilità di approcciarsi con una *molteplicità sociale*: il mezzo tecnologico consente di arrivare a qualsiasi altro utente abbia voglia di interfacciarsi. In tal modo le persone a cui si può essere collegati sono un numero inestimabile rispetto alle possibilità di conoscenza e interazione vis-à-vis e le alternative sono innumerevoli. Ciò consente di scegliere di proseguire un contatto allacciato, ma anche di eliminarlo senza dover dare alcun tipo di spiegazione. L'anonimato e la distanza creata dal mezzo tecnologico consentono di recidere rapporti ritenuti non più soddisfacenti, così come è possibile eliminare contatti, bloccarli o renderli spam, cioè messaggi indesiderati, nelle e-mail, nei social o nelle chat.

La caratteristica dell'*uniformità di status* descrive la componente democratica della Rete, in cui non vi sono differenze di ceto, genere, nazionalità, etnia, religione o qualunque altro elemento di distinzione. Anche l'abbassamento dei costi della Rete in molti Paesi, la presenza in moltissime zone globalizzate di spazi di connessione "free" e la diffusione dei dispositivi di collegamento a Internet consentono l'accesso con un minimo investimento iniziale. Tutti possono collegarsi alla Rete e in essa inserire i propri contenuti e interagire come desiderano. Ciò determina un'uguaglianza che risulta molto differente rispetto alla vita offline in cui, in base al contesto socioculturale, si vivono vincoli e limitazioni più o meno conformi alla legge.

Tra gli elementi peculiari della tecnologia di Internet vi è la possibilità di accedere a meccanismi che consentono facilmente l'ottenimento di *soddisfazione sessuale*. Questo viene favorito dal modello ACE, il cui acronimo è dato dai termini Anonimato,

Convenienza ed Evasione. L'Anonimato, come già descritto, è garantito in genere dalla Rete – anche se la tecnologia consente di rintracciare sempre il dispositivo da cui il soggetto si connette, ciò di solito è fatto solo da esperti – perciò alla persona rimane l'idea di agire nella privacy e senza dover dichiarare niente di sé, se non lo desidera. La Convenienza è data dalla grande disponibilità di contenuti "free" presenti in Rete e, anche nel caso di siti o prestazioni a pagamento, questi risultano meno dispendiosi rispetto al costo offline, non solo in termini economici ma anche del "metterci la faccia". L'Evasione rappresenta un'altra caratteristica della Rete, per cui ci si approccia al Web per evadere dai propri pensieri, impegni, preoccupazioni e responsabilità, è un modo per prendersi un momento di svago e per rilassarsi: molto spesso si intraprendono attività online per gioco e si va avanti con l'idea che non si fa niente di male. Secondo questo approccio, la gratificazione sessuale online è molto facile da ricercare e da soddisfare, poiché esiste abbondante materiale gratuito in forma di immagini e video. In Rete inoltre si ha la possibilità di incontrare altre persone in chat dove l'obiettivo specifico della soddisfazione sessuale è esplicito, consapevole e reciproco. Oltre a ciò, esistono anche siti, chat, video e videochiamate a pagamento, attraverso cui è possibile trarre appagamento a specifici bisogni o desideri.

> Nel tratteggiare l'impatto psicologico della rete non possiamo tralasciare l'idea che navigando nel World Wide Web si va incontro a un'esperienza itinerante entro uno spazio virtuale infinito analogo alle molteplici possibilità della mente e in grado spesso di superarle e di trasmettere un'idea di potenziamento dalle facoltà umane (Lavenia e Stimilli, 2012).

Le caratteristiche del Web delineate e gli aspetti del mondo virtuale vanno a interagire con la persona che si approccia alla Rete creando vissuti e possibilità di essere e agire entro questo mondo in base alle proprie caratteristiche, alle personali percezioni e al proprio contesto di vita. Il potere attrattivo e trasformativo dell'esperienza da parte del Web è molto forte e può interconnettersi con la storia di vita di ciascun utente, che può più o meno restare protagonista delle proprie azioni online o, al contrario, farsi trascinare dalla navigazione fino a rimanere in balìa di specifiche applicazioni.

1.4. FRUITORI E/O CREATORI

L'approccio alla Rete può essere diverso da persona a persona, ma si osservano modalità simili di accostamento a essa per cui è possibile definire un Modello di Sviluppo Evolutivo (Lavenia, 2004) dell'utente Internet che sarà approfondito nel prossimo capitolo. Negli ultimi anni, con l'estensione della tecnologia di connessione, l'aumento dei mezzi di collegamento alla Rete e la diffusione capillare dell'accesso a Internet, l'utilizzo del mondo virtuale e delle sue applicazioni è molto cambiato.

La Rete offre, innanzitutto, uno spazio molto esteso di informazioni e la continua scoperta di infinite applicazioni a cui l'utente accede per fruire di esse. La persona collegata a questo mondo virtuale tramite un mezzo – che può essere un PC, uno smartphone, un tablet, una smart TV e altri tipi di dispositivi di ultima generazione – si trova di fronte uno strumento tecnologico che, dopo una minima esplorazione, con facilità la fa accedere a dati, notizie, informazioni, servizi, shopping, giochi, immagini, video, musica e ancora molto e molto altro. Di tutte queste applicazioni e servizi online la persona ne fa un utilizzo per sé stessa e per i propri interessi, per lavoro e per svago; in questo caso tale utente può definirsi *fruitore* della Rete Internet, in altre parole utente passivo di funzioni e applicazioni già presenti in Internet.

Quando la persona familiarizza con l'utilizzo del Web, però, ben presto accede a una serie di funzioni ulteriori: il dispositivo non solo collega alla Rete, ma tramite essa mette in comunicazione tra loro persone che nel mondo virtuale si incontrano, interagiscono e condividono contenuti.

Questa modalità dà la possibilità alle persone in Rete di creare un proprio *mondo virtuale condiviso* con altri utenti. Perciò gli scambi via chat, le immagini, i video, le informazioni e le notizie che ciascun soggetto carica nel Web tramite social, forum, blog, enciclopedie libere online come Wikipedia, canali e piattaforme video come YouTube, sono tutti spazi virtuali in cui gli utenti divengono *creatori* della Rete. Il mondo virtuale è oramai costruito da coloro che accedono a esso: non più solo funzioni definite da ipotetici produttori del Web che offrono e vendono i loro servizi, ma sempre più condivisioni di materiale personale che ciascun utente immette principalmente tramite social e che, spesso, in breve tempo diviene visibile da ogni parte del globo. Per le giovani generazioni questo *essere* in Rete è pane quotidiano, poiché gli adolescenti di adesso sono cresciuti con il meccanismo di creazione della Rete già consolidato, perciò per questa fascia di popolazione il sistema di approccio al virtuale è identificativo con la creazione di esso.

Questa modalità di interazione con la Rete diviene in larga parte anche una possibilità di creazione di sé stessi. L'essere sul Web tramite social e varie piattaforme di condivisione rappresenta il nuovo modo di confrontarsi con la realtà, sempre più virtuale e sempre meno fisica. Le esperienze vengono per lo più ricercate e realizzate online. L'adolescente mette alla prova sé stesso da dietro il suo schermo, richiede conferma di sé attraverso le conversazioni via chat e le condivisioni nei social, inserisce parti di sé caricando contenuti personali e, mentre crea il suo mondo virtuale condiviso con gli "amici", i "contatti", i propri "follower", costruisce la propria identità che si poggia interamente sulla sua realtà online e senza di questa neanche esisterebbe.

Marc Prensky, scrittore statunitense, esperto in educazione e apprendimento, nel 2001 ha coniato i termini di "nativi e immigrati digitali" (Prensky, 2001) per identificare le differenze tra coloro che sono nati nell'epoca tecnologica di Internet e coloro che sono nati in precedenza. I primi hanno acquisito un bagaglio procedurale di azioni e funzionamenti strettamente connessi all'uso quotidiano di dispositivi tecnologici, per cui sono cognitivamente modellati a compiere le azioni di tutti i giorni con un supporto tecnologico al quale non rinunciano proprio perché non ne vedono il motivo, in quanto per loro c'è sempre stato. I secondi hanno dovuto imparare a eseguire le attività giornaliere in maniera digitale, poiché prima non esistevano i mezzi per compierle e molte azioni dovevano essere svolte con supporti fisici, cartacei o con comportamenti e spostamenti concreti.

Per i cosiddetti *nativi digitali*, quindi, la tecnologia è parte integrante della propria vita e una fetta considerevole di essa si svolge online. In altre parole, da un lato la vita di tutti i giorni è supportata dalla connessione a Internet che accompagna alcune azioni quotidiane come, per esempio, l'aggiornamento delle notizie di interesse, il meteo, l'oroscopo, la ricerca di luoghi e servizi tramite mappe e navigatore online, l'invio di e-mail e il controllo della posta elettronica per informazioni importanti e così via. Dall'altro lato, l'essere costantemente online consente di condividere in tempo reale i fatti e gli stati d'animo della propria giornata attraverso pensieri, foto, video che vengono immessi nei social e, allo stesso tempo, permette di seguire le condivisioni altrui, dando forma a modalità di vicinanza, incontro, supporto – ma anche scontro e divergenza – con i propri contatti sul Web. Per i nativi digitali tutto ciò è semplicemente la realtà, in parte fisica e fatta di azioni concrete, in parte virtuale in cui comunque si agisce e si vive, senza possibilità di scindere la propria esistenza dall'uso continuo della tecnologia di Internet, poiché non vi è motivo ragionevole per farlo e perché in tal modo verrebbe meno una parte dell'esistenza, e quindi dell'identità, di questa tipologia di utenti in cui si identifica larga parte della popolazione.

Per gli *immigrati digitali* si possono fare considerazioni diverse, in quanto questi utenti sono nati in tempi precedenti all'utilizzo massiccio della tecnologia e della Rete Internet, perciò per loro Internet è stata una scoperta nuova, graduale, in alcuni casi vissuta come pericolosa. Occorre considerare che molte azioni che ora si possono svolgere semplicemente online, prima richiedevano altre risorse, a volte più tempo o più passaggi, costi maggiori o recarsi più volte in determinati uffici e così via. Perciò gli immigrati digitali hanno dovuto imparare in poco tempo un linguaggio nuovo, ancora in continua evoluzione, rispetto a quello che conoscevano in riferimento a tante azioni della vita quotidiana.

Ciò sembra aver creato anche un particolare divario tra queste due tipologie di utenti, che non per forza vanno identificate con generazioni e classi di età diverse, ma possono dipendere dalla diffusione dell'utilizzo della Rete nella storia della loro vita. In molte famiglie, però, è possibile osservare come per la prima volta sono i figli a conoscere di più dei loro genitori: cioè nel campo della tecnologia in molti contesti sono i giovani, o addirittura gli adolescenti e preadolescenti, a saperne di più e ad avere maggiori esperienze sul mondo virtuale, sull'utilizzo dei dispositivi e sulla partecipazione alla vita online rispetto ai loro genitori. Ciò non significa necessariamente che gli immigrati digitali siano semplici fruitori della Rete, ma è vero che per comprendere questo nuovo linguaggio devono procedere a un cambiamento rispetto a quanto erano abituati a fare prima. Però, una volta acquisita dimestichezza, anche per gli immigrati digitali è possibile fare il salto da fruitori a creatori del Web. Ciò è veramente molto facile con i social a cui, infatti, partecipa attivamente anche larga parte della popolazione over 50. Per i nativi digitali, invece, è difficile rimanere semplici fruitori, poiché il linguaggio da loro appreso fin dalla nascita, per così dire, è quello del condividere sul Web, e quindi del partecipare attivamente alla trasformazione del mondo virtuale in cui agiscono; di conseguenza essi sono nella quasi totalità creatori di Internet.

Capitolo 2
Fase diagnostica

2.1. MODELLO DI SVILUPPO EVOLUTIVO

L'analisi del comportamento umano in relazione alla tecnologia di Internet ci ha permesso di osservare un Modello di Sviluppo Evolutivo tipico nella modalità di avvicinamento all'uso del Web da parte dei suoi utenti. Il modello evidenzia il percorso di approccio alla Rete che ciascuna persona compie a partire dal primo contatto con questa tecnologia. Si individuano due passaggi principali.

Innanzitutto si ha la fase di Osservazione e Ricerca, suddivisa a sua volta in uno *stadio osservativo* e uno *stadio di attivazione*. Tale fase delinea il primissimo approccio alla tecnologia di Internet, in cui la persona neofita inizia il suo percorso di contatto, conoscenza e interazione, mossa da curiosità per ciò che ha già sentito dire rispetto alle possibilità del Web, ma trattenuta dal timore e dall'insicurezza, sentimenti tipici nell'esplorazione di ciò che è ancora sconosciuto. Spesso infatti il mondo di Internet viene presentato agli inesperti come pieno di insidie non ben specificate. Lo *stadio osservativo* rappresenta il momento di prima analisi, in cui l'utente osserva ciò che la Rete ha da offrire, ma ne rimane per lo più distaccato, quasi bloccato in uno stand-by per paura di cadere in qualche tranello di questa realtà virtuale che si presenta di così facile accesso e ricca di attrattive. A mano a mano che la persona acquisisce maggiore competenza e dimestichezza del mezzo che ha davanti a sé, acquista più fiducia e passa allo *stadio di attivazione*, in cui mette in atto le conoscenze conquistate per prove ed errori, divenendo sempre più all'altezza della situazione. L'utente costruisce così un rapporto con la tecnologia assimilando con essa alcune modalità di interazione che divengono il punto di partenza da cui intraprendere via via nuove esplorazioni e fruizioni, giungendo in poco tempo a scoprire applicazioni e funzioni sconosciute. Si stabilisce così una *web base-sicura* (Lavenia e Stimilli, 2012, p. 73): si tratta di un concetto ripreso dalla Teoria dell'Attaccamento (Bowlby, 1988), per cui la persona acquisisce un rapporto di fiducia con una situazione e da essa può partire per esplorare il nuovo. Lo stadio di attivazione è perciò un passaggio verso la perlustrazione di nuovi servizi e applicazioni della Rete a partire da stimoli che provengono: *a*) dal Web stesso, per esempio tramite l'ipertesto, i link, i motori di ricerca, i banner; *b*) dall'ambiente esterno, come suggerimenti di amici, input lavorativi, pubblicità; e *c*) da motivazioni intrinseche e curiosità personali, che possono portare a ricercare determinati stimoli per interessi e scopi propri.

Questa prima fase di Osservazione e Ricerca, pur portando la persona all'uso della Rete e all'esplorazione di essa, rimane una condizione per lo più statica, caratterizzata da un approccio *passivo* che individua l'utente come *fruitore* del Web, nel senso che la persona approda a servizi, funzioni e applicazioni di Internet di cui fa uso, senza andare a modificare il mondo virtuale. Il Web appare costante, l'utente ricerca informazioni e risposte alle proprie esigenze e ai propri quesiti, rimanendo spettatore passivo di una realtà fatta da altri.

> In questo passaggio nel percorso di scoperta dell'uso di Internet, vi è un rapporto esclusivo *uomo-macchina* in cui non c'è spazio per la creatività e lo spirito produttivo che contraddistingue l'essere umano, per questo motivo si passa molto rapidamente allo step successivo (Lavenia e Stimilli, 2012, p. 73).

La seconda fase, Relazionale-Comunicativa, riguarda il passaggio ulteriore che l'utente di Internet compie quando tramite il mezzo si scopre in collegamento con altri al di là della macchina stessa. In altre parole, l'utente si imbatte in applicazioni e siti in cui incontra altri utenti – attraverso chat, piattaforme social, forum, blog – e inizia via via ad adoperare tali programmi entrando così a far parte della comunità virtuale. In questa fase l'utente interagisce pienamente con il Web, che diviene un contenitore utile all'incontro con l'altro e, di conseguenza, alla conferma del proprio sé nel rispecchiamento offerto dagli "altri":

> Si supera la dicotomia uomo-macchina e si raggiunge il sistema *uomo-macchina-uomo* (altro da me) in cui la macchina non è più un punto d'arrivo, ma il mezzo attraverso cui avviene l'interazione, in altre parole *la macchina diventa il mediatore della nostra interazione* (Lavenia e Stimilli, 2012, p. 74).

Si entra così pienamente in una realtà virtuale in cui è possibile avere contatti e scambi con altri, vicini e lontani, fino a instaurare delle vere e proprie relazioni e legami di attaccamento che per lo più rimangono a livello virtuale, ma ciò non significa che siano meno profondi o significativi per coloro che li sperimentano.

Quando l'utente giunge in questa fase, diviene *attivo* nell'interazione con l'altro attraverso la tecnologia, che può essere considerata "mezzo", ma rimane comunque il collegamento base fondamentale, poiché senza di essa non esisterebbe la relazione stessa tra gli utenti. In particolare, le interazioni si svolgono tramite social e via chat, perdono le limitazioni spazio-temporali dell'incontro faccia a faccia e divengono *fluide*, cioè veloci, dilatate, impalpabili e adeguabili alle situazioni, non hanno bisogno dell'impatto fisico e dell'incontro in un contesto concreto, ma condividono pensieri e stati d'animo narrati, resi da immagini, emoticon e video. Tramite queste condivisioni sul Web si mantengono i contatti, si stabiliscono interazioni con gli "amici", si "postano" pensieri, emozioni, foto, video, spaccati della propria quotidianità e interiorità, si condividono notizie, articoli, musica, link e pagine web, si risponde ai propri contatti, si manifesta accettazione e approvazione dell'altro tramite risposte, emoticon e "like", si stringono così legami che divengono più importanti di quelli presenti nella vita reale e, al contempo, si costruisce una realtà virtuale condivisa.

È in questa fase che l'utente diviene *creatore* del Web, perché nel comunicare con gli altri o presentare sé stesso online porta modificazioni alla Rete stessa. I social, tramite cui tutto ciò è possibile, non sono altro che contenitori vuoti fino a quando gli utenti non vi accedono con un profilo personale e, stabilendo contatti con amici reali e virtuali e altri utenti che raggiungono grazie a ulteriori collegamenti, iniziano a scrivere e a caricare foto e documenti che divengono parte del mondo virtuale. Questi utenti si trovano a creare e costruire Internet con contenuti sempre più personali, che vengono condivisi con facilità nei social e altrettanto facilmente possono riscontrare accettazione o rifiuto dagli altri utenti del Web. In particolare si osserva la necessità per molti utenti creatori di esprimere sé stessi online, poiché tale manifestazione di sé diviene parte fondamentale della propria immagine interiore, della propria identità: di conseguenza anche la reazione che ne corrisponde il Web viene caricata di forti aspettative, poiché la Rete diviene il mezzo tramite il quale l'utente ricerca approvazione, riconoscimento e appartenenza. Da una parte, fondamentale è l'atto di presentare sé stessi online come possibilità stessa di esistere, poiché, se non si è presenti in Rete e sui social, non si ha alcuna visibilità, si rimane isolati, e ciò equivale al *non esistere*; dall'altra, fortemente significativo diviene il riscontro che le proprie immagini, le chat e i propri post possono ricevere, poiché in questo sistema di relazioni fluide, ma continue e cariche di significato emotivo, il riconoscimento di sé passa attraverso il riconoscimento da parte dell'*altro-significativo-online*.

A partire dal Modello di Sviluppo Evolutivo è possibile analizzare in quale fase dell'approccio alla Rete l'utente si trova o può essersi bloccato, osservando che cosa egli fa online, quali tipi di applicazioni utilizza e come si espone nel Web.

In quest'ottica diviene possibile definire il rapporto stabilito dall'utente con la Rete, delineando profili di attaccamento alla tecnologia molto simili ai Modelli Operativi Interni dell'Attaccamento (Bowlby, 1973). Pertanto, in base a questa impostazione, l'utente si relaziona con Internet seguendo l'insieme dei propri schemi di rappresentazione interna che sono costituiti da immagini, emozioni, comportamenti connessi all'interazione tra sé e gli adulti significativi sperimentati fin da bambino e divenuti ben presto inconsapevoli, tendenzialmente stabili, organizzatori delle esperienze successive e dell'interpretazione dei comportamenti altrui. La relazione con gli altri utenti di Internet viene quindi mediata dal tipo di legame di attaccamento che il soggetto stabilisce non direttamente con gli altri ma in prima istanza con la tecnologia che porterà al contatto con l'altro da sé. Perciò diventa importante, in particolare quando si osservano comportamenti a rischio nell'uso di Internet, comprendere il tipo di percorso che l'utente ha fatto nel suo approccio alla Rete, le modalità comportamentali che instaura con essa sia online che offline e il contesto storico familiare in cui la persona approda al Web.

Per quanto riguarda gli utenti *fruitori* che si fermano essenzialmente al primo stadio di sviluppo, limitando quindi le proprie azioni alla fase di Osservazione e Ricerca, è possibile individuare una serie di programmi e funzioni della Rete che possono essere utilizzati a questo stadio:

- *motori di ricerca*: permettono di trovare informazioni di interesse, notizie, risposte a domande, curiosità e formulare qualsiasi tipo di ricerca tramite parole chiave;
- *shop online*: viene data la possibilità di scegliere e acquistare qualsiasi tipologia di articolo o servizio, da casa o, tramite lo smartphone, da qualsiasi luogo, facendosi recapitare in brevissimo tempo gli oggetti direttamente a domicilio, anche acquistando merce dall'altra parte del mondo, senza vincoli particolari;
- *servizi online*: si tratta di servizi di pagamento online che consentono lo shopping online, o servizi più specifici di assistenza cui si accede tramite registrazione e password per controllare i propri dati, come per esempio il portale INPS, quello dell'Agenzia delle Entrate, i siti delle università e così via;
- *casinò virtuali* e *siti di scommesse*: sono di larga diffusione in Rete e, anche se vietati ai minori, risultano comunque di facile accesso a tutti. Spesso, inizialmente, vengono proposti giochi gratuiti, poi per pochi euro si passa a giocate ulteriori e una volta caricati i dati della propria carta di credito questi rimangono in memoria, quindi continuare con il gioco o altre scommesse diviene estremamente semplice;
- *trading online*: alla stregua del gioco d'azzardo, in Rete è possibile accedere ai siti di quotazioni dei mercati finanziari di tutto il mondo, creare un proprio conto di trading e con un semplice click si possono comprare e vendere azioni;
- *immagini* e *siti pornografici*: sono accessibili a tutti gli utenti del Web, per cui basta digitare un nome proprio di persona, per esempio un nome femminile, nel motore di ricerca immagini e appaiono foto di tutti i tipi e, in larga parte, a contenuto esplicitamente sessuale, che possono essere fruiti dagli utenti a scopo pornografico;
- *video* e *streaming*: attraverso piattaforme come YouTube è possibile accedere a video di qualsiasi argomento. Sono inoltre presenti siti e applicazioni per accedere a film e serie TV on demand, cioè su richiesta, che possono essere gratuiti o a pagamento.

Osservando i comportamenti online di coloro che passano alla successiva fase Relazionale-Comunicativa, le applicazioni scoperte e le possibilità di azione online aumentano.

2.1.1. *E-mail, forum e chat*

Quando l'utente arriva a scoprire la presenza di una community al di là del dispositivo di connessione, si mette in contatto con "l'altro" attraverso diversi canali di comunicazione scritta tramite schermo.

Le *e-mail* risultano uno dei primi strumenti utilizzati, oramai adottato per lo più per iscrizioni a siti, per conferme di informazioni più o meno formali, per pubblicità, e molto meno per comunicazioni personali. Nonostante ciò, l'e-mail rimane uno strumento utilizzato da tutti coloro che hanno accesso alla Rete, in quanto un account e-mail risulta di solito il primo passo nell'utilizzo di Internet per lo scambio di dati e informazioni di natura più o meno formale. Un tipo particolare di posta elettronica è la Posta Elettronica Certificata (PEC), che permette di dare a una e-mail lo stesso valore legale di una raccomandata con ricevuta di ritorno. Attraverso le iscrizioni a siti, fidelity card e così via, possono arrivare e-mail di promozioni, pubblicità e newsletter. Infine abbiamo le e-mail spam, che sono i messaggi non desiderati o inviati da mittenti non riconosciuti dal sistema e che veicolano per lo più pubblicità ma anche truffe o virus.

I *forum* sono luoghi virtuali di discussione, all'interno di siti e pagine web a interesse specifico: l'utente vi entra con un nickname per dialogare, discutere e intervenire rispetto ad argomenti e temi già individuati, visibili a tutti i partecipanti al forum, esprimendo opinioni e chiedendo consigli fino a stringere nuovi contatti e amicizie.

Le *chat* online costituiscono delle piattaforme di messaggistica istantanea in cui due o anche più utenti connessi possono conversare in forma scritta entrando in una comunicazione che appare facile e veloce: *a*) facile in quanto non caricata dalle convenzioni sociali dovute alla presenza faccia a faccia, né dalle difficoltà emotive dell'incontro, poiché le espressioni emotive vengono semplicemente rese dalle emoticon fornite dal sistema cui vengono attribuiti significati convenzionali; *b*) la velocità, come detto precedentemente, è percepita ma non reale proprio per la presenza di tempi di scrittura e lettura che sono maggiori dei tempi di conversazione orale vis-à-vis.

Nelle piattaforme chat è anche possibile oramai scambiare contenuti multimediali, che arricchiscono gli scambi comunicativi di significati che sempre più difficilmente vengono resi dalle parole, per cui la comunicazione subisce una trasformazione rispetto a quanto avviene nella dimensione offline.

2.1.2. *Social*

I social sono le piattaforme di incontro e condivisione nel Web, con sfaccettature diverse. Vi si accede tramite un account personale, di solito con nome, cognome, e-mail e/o numero di telefono. Si entra così in un contenitore che consente di porsi in relazione online con gli altri iscritti stabilendo contatti con i possibili "amici" che possono essere solo virtuali, oppure partire da conoscenze presenti nella vita reale. Qui è possibile entrare nei meccanismi di *creazione* del Web, in cui condividere pensieri, link, pagine, immagini, foto, video ed esprimere commenti ai contenuti altrui con le proprie opinioni, emoticon o ulteriori file multimediali.

2.1.3. *MUD*

Sono i giochi di ruolo online, in cui più giocatori – collegati alla stessa piattaforma di gioco che rappresenta un vero e proprio mondo virtuale – partecipano allo stesso gioco tramite personaggi e avatar che all'interno del contesto possono dialogare, creare alleanze o essere uno contro l'altro. Quindi, mediante lotte, battaglie o il raggiungimento di specifici obiettivi stabiliti dal gioco, gli utenti ottengono punteggio e possono andare ad arricchire e modificare il proprio avatar o il proprio ambiente di gioco raggiungendo così livelli ulteriori. Oltre al perseguire lo scopo del gioco, il MUD offre una tipologia di piattaforma di incontro in cui il proprio avatar svolge la parte rappresentativa e non verbale di sé, mentre le comunicazioni con gli altri avvengono via chat in forma scritta o orale, e il contesto di gioco, così come il personaggio, acquisiscono un significato specifico per l'utente che sceglie di entrare proprio in quello scenario.

2.2. MANIFESTAZIONI CLINICHE

Gli utenti della Rete possono imbattersi in molteplici applicazioni del Web, rimanere legati ad alcune funzioni specifiche o, come spesso accade, divenire sempre più abili nell'usare la tecnologia di Internet e quindi andare alla scoperta di ulteriori applicazioni in base ai propri interessi. Pochi sono coloro che si stabilizzano sull'impiego di una singola funzione, mentre è possibile che l'attenzione dell'utente sia per lo più focalizzata su una modalità specifica della Rete, che può coinvolgere il soggetto anche in maniera importante fino a presentare caratteristiche cliniche e patologiche. D'altro canto, anche per ciò che riguarda un impiego indiscriminato di funzioni che però compromettono l'utente in maniera totalizzante, si possono individuare segni patologici di coinvolgimento che richiedono un'attenta valutazione del contesto.

Fin qui è stato esaminato il percorso tipico di approdo all'interazione con il Web riscontrabile pressoché in tutti gli utenti, mentre ora l'attenzione sarà focalizzata sulle problematiche, i rischi e le psicopatologie che si possono innescare in rapporto all'uso di Internet. Rispetto alle specifiche applicazioni, infatti, l'utente può sviluppare sintomi clinici di uso e abuso. Per avere un quadro diagnostico più chiaro è bene differenziare le due fasi del Modello di Sviluppo Evolutivo e andare ad analizzare le specifiche forme patologiche collegate alle funzioni e applicazioni del Web.

2.2.1. Fase di Osservazione e Ricerca

In questa fase, in base alle funzioni di Internet raggiunte, si individuano alcune patologie dell'uso di esse, che presentano sintomi molto simili a quelli delle dipendenze comportamentali, cioè caratterizzati da:

- *craving*: inteso come attrazione e invischiamento sempre maggiore rispetto a ciò che si fa in Rete e all'uso di una o più applicazioni;
- *astinenza*: definita come sofferenza di tipo psicologico e comportamentale data dall'allontanamento o dal mancato utilizzo di Internet;

– *tolleranza*: presentata come necessità di allungare le sessioni di uso, il tempo trascorso e la quantità di operazioni effettuate per ottenere lo stesso tipo di appagamento o la riduzione dell'ansia a esse collegata.

I sintomi comportamentali possono essere così descritti:

– bisogno impellente e sempre maggiore di accedere e *fare* in Rete, andando a determinare un tempo sempre più ampio di utilizzo del Web, con amplificazione dell'uso di una o più funzioni specifiche. Anche quando il computer o il dispositivo deve essere utilizzato per altri scopi, per lavoro o per motivi familiari, l'utente finisce sempre nell'interfacciarsi con la sua applicazione, impiegando in essa una quantità di risorse molto superiore a qualsiasi altra attività in termini di tempo, denaro e di trascuratezza della propria vita offline;
– riduzione dell'interesse per ciò che non è Internet, cioè l'uso della Rete assorbe completamente la persona che, impegnata nella sua applicazione, accumula ritardi, salta appuntamenti, si disinteressa della vita sociale non virtuale, ignora le richieste familiari, trascura il lavoro, spende e accumula debiti, tralascia l'igiene e la cura di sé, poiché nel rapporto con la tecnologia si è prevalentemente *mente*, mentre il *corpo* è minimizzato nelle sue funzioni;
– sviluppo offline di ansia e agitazione come sintomi astinenziali. Ciò avviene in quanto nello sviluppo della patologia la funzione abusata non veicola più una condizione di svago o benessere per la persona, bensì diviene indispensabile come modalità comportamentale necessaria a ridurre lo stato di ansia interno. Oltre a forti stati d'ansia, l'allontanamento forzato dalla Rete può innescare comportamenti aggressivi rivolti a cose o persone che ostacolano la connessione;
– necessità di accedere alla Rete sempre più spesso e per periodi più lunghi, per riuscire a raggiungere determinati obiettivi imposti dall'applicazione stessa abusata, cercando così di contenere l'ansia che il mancato uso e compimento di tali azioni causano nell'utente.

Infine è bene riconoscere che lo sviluppo di tali sintomi connessi all'uso della tecnologia di Internet è per lo più riscontrabile in soggetti con una psicopatologia preesistente, i quali risultano maggiormente vulnerabili di fronte alle potenzialità della Rete. Questi possono imbattersi in applicazioni in cui facilmente possono essere riversate le loro sofferenze, esternando comportamenti di uso di Internet che solo dopo lungo tempo possono essere riconosciuti dai non esperti come problematici e patologici. Sono più a rischio di sviluppare manifestazioni cliniche legate all'uso della Rete persone che presentano:

- *psicopatologie preesistenti*, come per esempio depressioni, disturbi di tipo ossessivo-compulsivo, disturbi ansiosi e così via;
- *condotte a rischio*, come "eccessivo consumo", inteso come abuso di fruizione del Web o di specifiche applicazioni, associato a una riduzione delle esperienze di vita e di relazione offline;
- *eventi di vita sfavorevoli*, come problemi lavorativi, familiari, sociali che possono comportare un cambiamento di vita difficile da gestire, come la perdita del lavoro, un lutto importante, un trasferimento, una malattia, per cui l'uso di Internet diviene una "valvola di sfogo" rispetto a una condizione problematica.

Infine occorre tenere conto delle *potenzialità psicopatologiche* proprie della Rete, date dalle caratteristiche potenti del Web che creano un contenitore ricco di opportunità sia in positivo che in negativo, come per esempio la possibilità di agire online nell'anonimato, l'innesco di sentimenti di onnipotenza, l'accesso facile e immediato a funzioni che nella vita offline risultano non solo complicate ma anche inaccettabili o, in alcuni casi, socialmente intollerabili: dal sesso virtuale, al gioco d'azzardo, alla creazione di false identità, alla truffa online, alla pornografia, fino a degenerare nella pedofilia.

Le manifestazioni cliniche associate alla prima fase sono definite con etichette presenti anche nella vita offline, ma con Internet divengono di più facile accesso e perciò più diffuse:

- sovraccarico cognitivo;
- gioco d'azzardo patologico online;
- trading patologico online;
- shopping compulsivo online;
- pornodipendenza online.

Sovraccarico cognitivo

Si presenta in relazione alla ricerca continua di informazioni, dati, notizie, e si manifesta con la necessità di trascorrere molto tempo in Rete per reperire gli aggiornamenti desiderati o qualsiasi altra informazione. Il soggetto ha consapevolezza della quantità di tempo anomala trascorsa in Rete per soddisfare queste attività di ricerca e attua tentativi di riduzione, interruzione e/o controllo, senza successo. Nonostante questo uso della Rete provochi o accentui i problemi sociali, familiari ed economici, l'utente continua e non riesce a distaccarsene.

Gioco d'azzardo patologico online

Il gioco d'azzardo patologico è considerato un disturbo psichiatrico presente nel DSM-5 (American Psychiatric Association, 2013) come dipendenza comportamentale. La fruizione del gioco d'azzardo tramite Web diviene ancora più rischiosa, innanzitutto perché vi si accede molto facilmente. In moltissime pagine web sono presenti banner che invitano al gioco, l'innesco del gioco avviene molto spesso con cifre irrisorie e con promesse di restituzione del credito per cui si inseriscono già i dati della propria carta di credito, che rimangono registrati. Inoltre è difficile che vi sia un reale controllo dell'età del soggetto, quindi vi accedono anche i minori, nonostante non sia consentito dalla legge.

> Con Internet il gioco d'azzardo, o meglio il giocatore d'azzardo, cambia faccia. Mentre il giocatore tradizionale era facilmente individuabile, ghettizzato nei luoghi deputati al gioco, ora chiunque può essere un giocatore compulsivo senza che nessuno lo sappia, basta possedere un computer, il collegamento a Internet e una carta di credito. Viene a mancare perciò, oltre alla funzione socializzante del gioco, l'effetto inibitorio del giudizio degli altri (Lavenia, 2012b, p. 85).

Con Internet la fruizione del gioco diviene illimitata, non vi sono orari e non vi sono vincoli, perciò potenzialmente molto più rischiosa: l'utente si approccia al gioco attratto dall'eccitazione irresistibile di riuscire a vincere e, in poco tempo, può trovarsi nell'angoscia e nel fallimento del perdere denaro; nonostante ciò viene di nuovo spinto al gioco dall'illusione di potersi rifare delle somme perdute, quindi investe quantità sempre maggiori di denaro, senza riuscire a frenarsi in alcun modo. La modalità comportamentale è di tipo compulsivo, l'utente è attratto dall'eccitazione e dal rischio del gioco e, in caso di perdita, l'angoscia del doversi rifare del denaro perso lo spinge a giocare ancora di più. Anche se il giocatore si rende conto di danneggiare sé stesso e la propria vita familiare per le ingenti perdite economiche, non riesce a fermarsi, guidato dalla compulsione ad attuare la giocata o la scommessa con la convinzione che "questa è la volta buona". Il soggetto giunge velocemente alla compromissione della propria vita affettiva, economica e sociale, si indebita, non riesce nei tentativi di controllo o di interruzione del gioco, chiede prestiti e rischia ulteriormente per poter ottenere denaro da giocare.

Trading patologico online

Riguarda le attività connesse al giocare in Borsa con l'utilizzo di Internet, cioè le operazioni di acquisto e vendita di azioni sui principali mercati mondiali in tempi immediati. L'utente mette in atto modalità compulsive simili a quelle del giocatore d'azzardo, con le quali gestisce le transazioni, dedicando a tale attività un tempo sempre maggiore e rimanendo con la mente totalmente impegnata in tutte le operazioni necessarie a rendere il proprio trade positivo.

Come nel giocatore d'azzardo, vi è la ricerca di eccitazione associata all'angoscia, sensazione legata al rischio di investire somme di denaro sempre più ingenti in operazioni e compravendite incerte che, di ora in ora, di minuto in minuto, possono rivelarsi molto fruttuose in termini economici o totalmente fallimentari. Rispetto al gioco d'azzardo l'attività del trading risulta socialmente accettata e attribuita a persone esperte del settore finanziario, riconosciute e legittimate in tali operazioni. Per queste ragioni il trading patologico può rivelarsi ancora più pericoloso del gioco d'azzardo stesso, in grado di portare la persona al tracollo economico e familiare. Non vi sono, infatti, ostacoli e autolimitazioni posti dal senso di colpa legato al giudizio sociale, e il trader si trova in continua oscillazione tra due estremi: da una parte, la paura di perdere tutto in una transazione azzardata o errata, o di sbagliare i tempi di compravendita e, dall'altra, l'eccitazione di fare il "colpo grosso", di riuscire con un'operazione vincente a fare un affare vantaggioso.

La Rete potenzia il rischio che il trading diventi patologico, in quanto offre un'alta velocità di accesso e di attuazione delle transazioni e consente un monitoraggio costante delle operazioni di Borsa mondiali. In tal modo il soggetto ha l'illusione di poter tenere tutto sotto controllo e, in caso di perdita delle proprie azioni, di poter agire all'istante per compensare l'andamento negativo. La sensazione di padronanza della situazione incoraggia ad aumentare il rischio, perdendo di fatto il controllo sul proprio operato; così l'utente si trova a correre rischi sempre maggiori, prendendo decisioni sempre meno razionali e investendo denaro e capitali che di fatto non possiede.

Shopping compulsivo online

Questo tipo di attività compulsiva sembra interessare maggiormente le donne. Inizialmente si acquista per il piacere che si ha nel comprare qualcosa di nuovo o desiderato; in seguito, invece, l'utente manifesta uno stato di tensione crescente, che sembra trovare sollievo solo con ulteriori acquisti. Non è tanto il possedere l'oggetto quanto il desiderio stesso di comprare che diviene un impulso irrefrenabile per cui l'atto di acquistare diventa necessario proprio ad alleviare lo stato di tensione.

Anche in questa situazione Internet amplifica il fenomeno rendendo disponibili negozi di tutti i tipi e di tutto il mondo, ma soprattutto facendo diventare semplicissime le operazioni di acquisto mediante carte di credito, PayPal, oppure il credito telefonico. L'acquisto viene fatto in qualsiasi momento, a qualsiasi ora, comodamente da casa, o in qualsiasi luogo ci si trovi tramite smartphone o dispositivo mobile, non è necessario interfacciarsi con nessun commesso e non si è sottoposti all'occhio critico altrui per ciò che si compra o per la quantità di merce che si acquista. I comportamenti patologici sono così caratterizzati:

1. è presente una preoccupazione costante, o impulso, a comprare vissuta come irresistibile, intrusiva o insensata, in altre parole la persona prova a porvi resistenza in quanto percepisce il carattere inopportuno di tale attività ma senza successo;
2. il continuo acquistare risulta molto spesso al di sopra delle proprie possibilità economiche, diretto verso oggetti inutili o di cui non si ha bisogno, e queste operazioni di acquisto online occupano gran parte del tempo;
3. la preoccupazione, l'impulso o l'atto del comprare causano

stress, risultano dispendiosi in termini non solo economici ma anche di tempo, interferendo significativamente con il funzionamento sociale e lavorativo, e causando problemi economici consistenti, con debiti, conti scoperti e continui escamotage per proseguire con lo shopping nonostante la mancata disponibilità di denaro;
4. l'azione del comprare in maniera eccessiva non si presenta esclusivamente durante i periodi di mania o ipomania, ma costituisce una patologia a sé di carattere compulsivo.

Pornodipendenza online

Nel Web la pornografia non solo è presente, ma diviene accessibile a tutti gli utenti, anche minori. Attraverso il computer, o altro dispositivo, la persona può attingere a una vastissima gamma di materiale pornografico, senza alcun limite: non ci sono freni inibitori, poiché non vi è contatto sociale con nessuno per poter accedere a questa tipologia di file. L'uso del materiale pornografico va distinto dalle pratiche sessuali attuate online, tramite chat e webcam, che sono eventualmente presenti nella seconda fase del Modello di Sviluppo Evolutivo. Inoltre non rappresenta una compensazione a una carenza di attività sessuale nella vita reale.

La pornodipendenza costituisce una forma passiva di uso del materiale pornografico presente online, con il quale l'utente mette in atto pratiche masturbatorie, vincolando la propria immaginazione a raffigurazioni standard attinte dal Web. La fruizione del materiale è di tipo passivo, in quanto l'utente non lascia libera la mente di creare proprie fantasie per attivare la propria eccitazione sessuale, né instaura un'interazione con altri attraverso la Rete, piuttosto rimane legato a immagini stereotipate fornite dai motori di ricerca. L'abuso di questo tipo di materiale crea una forma di dipendenza definita *passiva* che presenta i seguenti segni clinici caratteristici:

1. viene trascorso molto tempo in Rete alla ricerca di materiale pornografico;
2. inizialmente viene sperimentata un'eccitazione per la scoperta casuale di materiale pornografico e, in seguito, l'eccitazione viene ricercata intenzionalmente;
3. ad ogni nuova connessione vengono associate maggiori aspettative di eccitazione o gratificazione sessuale;

4. la fruizione del materiale pornografico viene nascosta alle persone della vita offline;
5. sono presenti sentimenti di vergogna e di colpa per il proprio comportamento in Rete;
6. viene attuata una masturbazione compulsiva prolungata e controllata, con lo scopo di enfatizzare l'eccitazione della visione pornografica;
7. l'eiaculazione finale per gli uomini o l'orgasmo per le donne risultano liberatori, ma costituiscono anche l'unico modo per riuscire a interrompere la fruizione pornografica percepita come egodistonica, cioè come un'azione in cui il soggetto non si riconosce;
8. si può presentare un calo di desiderio sessuale verso il proprio partner;
9. la possibilità di masturbazione avviene solo attraverso la visione di quel tipo di materiale pornografico stereotipato;
10. si instaura un forte condizionamento a vivere la propria vita sessuale solo in termini *fisici*, mentre la componente affettiva si riduce gradualmente fino a scomparire;
11. è presente un forte bisogno di perpetrare la fruizione di materiale pornografico in Rete, nonostante le evidenti conseguenze negative a livello familiare, sociale, lavorativo ed economico da essa derivate o accentuate. Queste compromissioni sono dovute ai periodi di tempo sempre maggiori trascorsi online in questa pratica, per cui vengono trascurati gli impegni della vita reale. Inoltre si presentano gravi effetti fisici per le lunghissime sessioni di masturbazione tese a mantenere l'eccitazione;
12. vengono effettuati ripetuti tentativi di controllare, limitare o sospendere la fruizione pornografica, ma in genere falliscono.

2.2.2. Fase Relazionale-Comunicativa

Nella seconda fase, Relazionale-Comunicativa, l'utente scopre applicazioni che lo mettono in collegamento con *altri* tramite la Rete, attraverso chat, social e MUD, e tali funzioni possono presentare rischi ulteriori di uso patologico del Web o determinare un coinvolgimento globale del soggetto per cui l'utente risulta completamente immerso in un mondo virtuale fino a perdere i

propri riferimenti spazio-temporali ed emotivo-sociali di tipo offline. In questa fase i rischi possono essere:
- dipendenza da relazioni virtuali;
- dipendenza da sesso virtuale o cyber sex addiction;
- dipendenza da MUD o giochi di ruolo online;
- hikikomori;
- cyberbullismo;
- Blue Whale;
- nomofobia.

Dipendenza da relazioni virtuali

Tramite e-mail, chat o social è possibile stabilire relazioni virtuali che divengono per la persona molto importanti fino a compromettere e oltrepassare il valore e il bisogno di coltivare le relazioni concrete della vita offline. Nella maggior parte dei casi le relazioni rimangono sul piano virtuale, riuscendo così a mantenere l'immagine idealizzata di sé e dell'altro corrispondente ai propri bisogni affettivi. La dipendenza si evidenzia proprio nel bisogno pressante di instaurare e mantenere contatti e relazioni tramite Web, in cui non vi è conoscenza fisica, né incontro nella realtà offline. Ciò consente di compensare con la fantasia, creando un *altro* da sé che soddisfa i propri desideri, e fornire un'immagine di sé non necessariamente corrispondente alla realtà. Il bisogno relazionale spinge a intessere questo tipo di relazioni, in cui è possibile rendersi intriganti, suscitare la curiosità di altri utenti, inventarsi e, con l'anonimato, riuscire a esprimere e sperimentare tratti nuovi della propria personalità. Molto spesso, in questa forma di comunicazione scritta, al di fuori del contatto visivo concreto, alcuni riescono a rivelare sé stessi, a "mettersi a nudo" molto di più di quanto non riescano a fare nella realtà offline. La chat consente di ridefinire la propria identità mediante la scelta del "nickname", ovvero un soprannome che può rappresentare uno o più tratti di sé, un'appartenenza a un gruppo, i propri interessi o desideri, le proprie intenzioni relazionali, il pensiero momentaneo e così via. Il nickname può rivelare qualcosa di sé e, allo stesso tempo, permette di automascherarsi.

Questa modalità di interazione con l'altro attraverso il collegamento Internet aiuta a contenere l'ansia sociale e le difficoltà di interazione presenti nelle situazioni offline, inoltre la chat assume la funzione di strumento di introspezione e di esplorazione di identità. I soggetti che ricercano queste modalità relazionali si ritrovano fortemente coinvolti in esse, non riescono più a rinunciarvi, trascorrono una quantità di tempo sempre maggiore in chat e nei social, anche solo per controllare, in maniera continua e ossessiva, se ci sono nuovi messaggi di uno o più dei propri contatti. I segni clinici possono riguardare: la modalità di relazionarsi in Rete e l'incapacità di allontanarsi dalle comunicazioni via chat e/o l'ingente quantità di tempo trascorsa in connessione per intraprendere e mantenere relazioni amicali e sentimentali. Il dilungarsi delle ore trascorse in chat è dovuto anche all'effetto di distorsione del tempo, poiché ci vuole molto più tempo a dialogare in forma scritta piuttosto che vis-à-vis. Si può parlare di dipendenza da relazioni virtuali quando si osservano due caratteristiche:

1. il soggetto ha effettuato ripetuti tentativi, senza successo, di controllare, ridurre o interrompere i propri scambi amicali e/o sentimentali;
2. la Rete permette il manifestarsi dei segni di una problematica preesistente, che online trova una trasformazione della patologia. In altre parole, si tratta di una tentata risoluzione di persistenti difficoltà relazionali, in un contesto di disagio emotivo-relazionale del soggetto.

Nella maggior parte dei casi le persone che divengono dipendenti dalle relazioni virtuali investono unicamente in questa modalità relazionale, rimanendo concretamente isolate a livello sociale, in quanto trascurano e troncano i loro contatti presenti nella vita reale. Esse rimangono legate solamente alle proprie amicizie virtuali, nonostante l'instabilità e il carattere aleatorio di questo tipo di contatti, in cui non vi è relazione vis-à-vis, non vi è garanzia di veridicità di ciò che si racconta di sé, non vi sono esperienze concrete condivise; l'amicizia virtuale, inoltre, così come la connessione a Internet, può essere interrotta in qualsiasi momento senza dover dare alcuna giustificazione. Solo in pochi casi l'utente va oltre la relazione virtuale accettando l'incontro fisico con l'altro, ma per i soggetti che presentano fragilità socio-emotive il rischio è di imbattersi in incontri al buio pericolosi e di invischiarsi in situazioni difficili da gestire.

Dipendenza da sesso virtuale o cyber sex addiction

Semplificando, il cyber sex comprende tutto ciò che di sessuale è possibile svolgere in Rete, in collegamento con uno o più altri utenti, sottolineando l'*interattività* propria della fase Relazionale-Comunicativa. Si esclude, invece, la fruizione patologica di materiale pornografico online caratterizzata dalla *passività* del soggetto, per cui il cyberporn, o pornodipendenza online, è una categoria che viene considerata entro la fase di Osservazione e Ricerca, in accordo con l'ipotesi che i due tipi di dipendenza sessuale si svolgano in due ambienti telematici differenti, corrispondenti a fasi diverse del percorso di sviluppo evolutivo nell'approccio alla Rete.

Nella situazione di interattività il computer e la Rete rappresentano il mezzo attraverso cui una persona interagisce con un'altra creando un sistema uomo-macchina-uomo. Gli utenti si avventurano nelle chat erotiche, si scambiano messaggi sessuali scritti, a volte accompagnati da foto delle proprie nudità o da sessioni in webcam. Anche la masturbazione che ne consegue o la chatsex può essere considerata interattiva, nel senso che la rappresentazione mentale e le fantasie vengono costruite in quel momento e condivise con l'altro online, creando una fantasia a due. Studi di genere hanno evidenziato una maggiore presenza femminile nelle chat e quindi anche nelle chat a scopo sessuale, mentre la pornografia risulta maggiormente fruita dai soggetti maschili. I segni clinici che si possono evidenziare sono:

1. eccitazione iniziale per la scoperta accidentale di occasioni di cyber sex, seguita da una ricerca attiva di esse;
2. trascorrere la maggior parte del tempo nelle chat room private con il solo scopo di trovare argomenti cyber sex;
3. ricerca attiva di partner sessuali online;
4. uso di modalità anonime di comunicazione per esprimere fantasie sessuali atipiche, che non verrebbero espresse nella vita reale;
5. aspettative sempre maggiori di eccitazione o gratificazione sessuale nelle successive sessioni online;
6. passaggio da modalità chat di cyber sex al phone sex o webcam e videochiamate;
7. tacere e occultare le proprie interazioni sessuali in Rete alle persone della vita offline;
8. provare un senso di colpa o di vergogna per il proprio uso della Rete;

9. masturbazione relazionale, con lo scopo di far provare piacere all'altro, durante le chat erotiche online.

Dipendenza da MUD o giochi di ruolo online

I giochi di ruolo interattivi permettono tramite la Rete di far partecipare allo stesso gioco, protratto infinitamente nel tempo, più utenti collegati dai luoghi più disparati. Nella modalità patologica di gioco vi è una tendenza del soggetto a coinvolgersi nei MUD che va a danneggiare il funzionamento lavorativo, sociale e relazionale della persona nel contesto offline. L'utente si costruisce un'identità fittizia, assumendo le vesti di un personaggio virtuale, avatar, con il quale spesso finisce per identificarsi. Tale *maschera* permette di assumere una posizione di forza in quanto si è meno vulnerabili nell'interazione virtuale rispetto al mondo reale, dove entrano in gioco il corpo e la mimica involontaria, ovvero la comunicazione non verbale.

Inizialmente si può provare una sensazione di sdoppiamento, oppure di una forte espansione del proprio Io, con sentimenti di onnipotenza e perdita del contatto con la realtà. Di fatto, per molti adolescenti la realtà virtuale costruita in questi mondi "paralleli" di gioco rappresenta una possibilità di sperimentazione di sé stessi, uno spazio in cui si può scoprire ciò che si è o che si desidera essere, dei laboratori di esperienze virtuali in cui è possibile fingere ruoli che nella vita reale non ci appartengono, l'opportunità di porre le basi per la costruzione e la ricostruzione del proprio sé. Il MUD crea un mondo *altro* in cui le relazioni sono dettate da particolari regole, proprie di quella specifica virtualità creata. I segni clinici della dipendenza sono:

1. impiegare grandi quantità di tempo per giocare con i MUD. Spesso il tempo dedicato al gioco si dilata progressivamente, compromettendo le normali attività quotidiane, fino a scatenare un meccanismo di gioco ininterrotto necessario a non vanificare gli sforzi e il tempo fin lì speso;
2. tentare ripetutamente, ma senza successo, di controllare, ridurre o porre fine all'utilizzo dei MUD;
3. persistere in questa attività nonostante i problemi sociali, familiari ed economici da essa derivati o accentuati.

Hikikomori

Il fenomeno è collegato all'uso patologico dei giochi virtuali. Il termine "hikikomori" è stato designato per definire tratti comportamentali comuni a molti adolescenti giapponesi, che di fronte a molteplici disagi della crescita, al fenomeno del bullismo e della competizione imposta dalla società impiegano la modalità della fuga nella tecnologia. "Hikikomori", infatti, si traduce con l'espressione "mi ritiro", andando a designare l'autoreclusione dell'adolescente nella sua stanza, dove egli si immerge nella realtà virtuale e in particolare nei videogiochi, limitando i contatti anche solo visivi con i familiari a cui è vietato l'accesso alla camera. Il senso di vuoto esperito, i vissuti di solitudine e la difficoltà di investire nelle esperienze concrete della vita incoraggiano la fruizione delle tecnologie virtuali e, in particolare, l'alienazione vissuta nei MUD. Spesso l'isolamento inizia con il rifiuto di andare a scuola e viene mantenuto per periodi lunghissimi, in alcuni casi anche anni, e il ragazzo non esce di casa, se non per veloci irruzioni nei supermarket aperti 24 ore per fare provviste. I contatti relazionali fondamentali sono esclusivamente di tipo virtuale, mentre molto spesso si sviluppano sentimenti di ostilità verso le persone della vita offline, che appaiono come limite e ostacolo alle attività in Rete. Il fenomeno si realizza per incidenza di due tipi di fattori:

1. distali, come l'isolamento sociale che si intensifica con l'uso crescente di Internet fino a progredire in condotte di abuso tecnologico, ma anche difficoltà di inserimento nel mondo del lavoro, emarginazione scolastica, bullismo e così via;
2. prossimali, connessi alle caratteristiche di personalità, come disfunzioni cognitive, immaturità affettivo-emozionale, alessitimia e tendenze dissociative.

Anche in Italia è presente il fenomeno dell'hikikomori e si associa all'abbandono scolastico e alle difficoltà di inserimento dei giovani nel mondo del lavoro, ma in molti casi viene riconosciuto solo dopo molto tempo, anche anni, nei quali progressivamente l'adolescente o il giovane trascorre sempre più tempo rinchiuso in casa, nella propria camera, davanti al PC. Molto spesso i genitori e i familiari non segnalano tale situazione e non la riconoscono come problematica, poiché considerano la casa familiare un luogo protetto in cui l'adolescente o il giovane non può essere sottoposto a rischi di alcun genere, dimenticando i compiti evolutivi che mirano al progressivo distacco del giovane dall'ambiente familiare, alla sperimentazione di sé nel mondo esterno per completare il processo di individuazione di sé e acquisire autonomia emotiva, relazionale ed economica.

Cyberbullismo

Per l'ampia fetta di popolazione adolescente e giovane che rientra nella sfera dei *creatori* del Web la presenza in Rete diviene essenza stessa del proprio essere e della propria identità. D'altra parte essere celebrati o disprezzati nei social e nelle chat è molto facile e spesso ciò avviene senza alcun criterio di ragione. Perciò per l'utente che costruisce la propria identità tramite la creazione di sé nei social e i rimandi che attraverso la Rete ottiene, i feedback nei social divengono materiale di definizione di sé stesso. Tali riscontri sono però visibili a tutti, perciò vanno a costruire un'immagine di quella persona condivisa tra tutti i contatti e che si estende anche oltre il suo profilo online.

In questo contesto virtuale dove esprimere il proprio pensiero è molto semplice e dove dare la propria opinione rende maggiormente visibili e protagonisti, molto spesso gli utenti esprimono giudizi fino ad arrivare a offese e calunnie verso altri utenti che appaiono virtualmente più deboli. Così, come nella realtà offline, anche nei contesti social virtuali si concretizza lo schema del bullismo, in cui si designa una vittima, che viene esclusa, insultata o diffamata, al di là delle reali ragioni di ciò che viene espresso, e questa rappresentazione negativa della vittima viene diffusa e condivisa, realizzando un sistema di aggressione virtuale o, ancora peggio, di completa esclusione da parte di tutti i contatti nei social o nei gruppi di chat e instant messaging.

Tale realtà virtuale di cyberbullismo deve poi convivere con una realtà offline, per esempio a scuola o nello sport, in cui i compagni fanno finta di niente rispetto agli attacchi o ai silenzi virtuali, determinando una scissione delle due realtà in cui il soggetto vittima rimane ancor più disorientato e scompensato. Il cyberbullismo comporta due aggravanti.

1. La rappresentazione online di sé è per l'adolescente parte integrante della propria identità, perciò essere esclusi o non essere considerati equivale al non esistere ma non solo online:

anche la vita offline diviene senza senso e senza scopo. La demolizione dell'identità online per mezzo di aggressioni virtuali corrisponde a un vero e proprio attacco al valore dell'adolescente come persona, colpendo così la sua immagine di sé, lo sviluppo della sua autostima e la fiducia in sé.
2. La condivisione online in una situazione di bullismo fa sì che l'immagine negativa dell'utente si estenda a tutti i suoi contatti e non rimanga circoscritta a un contesto specifico. La globalità della Rete rende la vittima universale, nel senso che non vi è luogo in cui essa può scappare dalla sua rappresentazione screditata, poiché il suo profilo social può comunque essere raggiunto e di nuovo offeso e calunniato anche di fronte ai nuovi contatti.

Il cyberbullismo costituisce quindi un problema reale per gli adolescenti di oggi, per i quali è difficile comprendere il meccanismo di cui rimangono vittime. I soggetti presi di mira, per lo più, rimangono attaccati ai social e alle chat da cui sono esclusi e bullizzati, incapaci di riconoscere e segnalare la situazione anche alle persone adulte vicine, come genitori e insegnanti, che a loro volta possono vedere il disagio del ragazzo, ma faticano ad associarlo al fenomeno del cyberbullismo. Il rischio è lo sviluppo di una psicopatologia depressiva importante che nei casi estremi porta al suicidio.

Blue Whale

L'espressione si rifà al comportamento delle balene che vanno a spiaggiarsi per morire, apparentemente senza motivo, e identifica una sorta di rituale che ha lo scopo di condurre qualcuno, prevalentemente un adolescente, debole e depresso, verso il suicidio. Ciò avviene attraverso un meccanismo di manipolazione amplificato dalla partecipazione online di gruppi di adolescenti attraverso la condivisione sui social.

Così come avviene nel bullismo, la dinamica coinvolge altri coetanei come attori passivi, anch'essi collegati online tramite social, che concretamente non agiscono, ma esercitano il potere di essere spettatori giudicanti delle prove e quindi giudici del valore stesso dalla persona che vi si sottopone. Il meccanismo di condivisione virtuale potenzia l'effetto di distacco dal mondo reale e dalle azioni che la vittima attua nella realtà, mettendo progressivamente a repentaglio la propria vita. Nelle descrizioni del Blue Whale si parla di *gioco online*, ma in tale pratica non vi è niente di ludico. Occorre, invece, riconoscere il potenziale pericolo di tale modalità di relazione virtuale che si intreccia tra una potenziale vittima, gli spettatori e il contatto Master o curatore, cioè colui che gestisce il percorso, controlla e sottopone le prove.

L'iter di manipolazione o sottomissione dura cinquanta giorni e richiede una serie di dimostrazioni da parte della vittima, le quali seguono una macabra escalation, secondo un crescendo di prove fisiche e mentali, tutte riconducibili al tema dell'autolesionismo: dal somministrarsi tagli sulle braccia, all'esporsi a musiche e video horror, a comportamenti di autoisolamento, fino al temibile epilogo del lanciarsi nel vuoto. Il Master esercita una sorta di potere mentale in grado di controllare l'utente designato evitando che disobbedisca o abbandoni. Ciò avviene sfruttando la dinamica gruppale, che identifica un soggetto più debole come possibile vittima in un contesto di gruppo in cui vi sono altri coetanei spettatori passivi; questi a loro volta esercitano una pressione sul riconoscimento e sull'identità della vittima designata seguendo il percorso e gli step raggiunti e condividendoli in Rete, senza intervenire in alcun modo per bloccare gli episodi di autolesionismo o per riportare il soggetto al contatto con la realtà dei rischi cui si espone.

Il Blue Whale costituisce, quindi, un *modello manipolatorio mentale di gruppo*, cioè un sistema di stimoli e tecniche teso a condizionare la vittima predestinata e a rendere omertosi i coetanei coinvolti, che osservano senza pensare di dover intervenire a favore della vita della persona. Anzi, la loro posizione passiva potenzia e amplifica l'effetto attraverso la condivisione, nei canali di messaggistica istantanea e nei social, degli step e delle prove, e l'esaltazione delle vittime che raggiungono gli step finali. Le tecniche di iperstimolazione adottate e il percorso per gradi conducono a poco a poco la vittima verso uno stato ipnotico depressivo che causa un progressivo distacco dalla realtà, abbassando così la soglia del rischio e la percezione del pericolo; di conseguenza la persona accetta di sottoporsi a prove per lei dannose e spaventose, come atti di autolesionismo, fino a esporsi ad azioni fatali e infine a compiere il suicidio.

Le vittime sono di solito adolescenti che per le loro caratteristiche di fragilità e vulnerabilità dovute all'età e al loro incompleto percorso di costruzione dell'identità divengono un facile bersaglio per la manipolazione. Ciò può accadere proprio perché per gli adolescenti di oggi la costruzione dell'identità avviene sempre più attraverso la dimensione virtuale dei social, per cui è stata persa la parte fisica e concreta di rispecchiamento del sé dell'individuo, mancano gli spazi concreti di socialità offline e la possibilità di un confronto diretto anche, e soprattutto, con gli adulti, anch'essi immersi nelle loro attività online. Gli atti di autolesionismo, come i tagli sulle braccia e le prove fisiche ad alto rischio, sono quindi modi per percepire di esistere fisicamente, di essere vivi, richiamando l'attenzione su di sé: la sofferenza fisica viene affrontata e gestita meglio della sofferenza mentale e psicologica che il passaggio adolescenziale provoca e alla quale i ragazzi faticano a reagire.

Nomofobia

Il neologismo nasce dalla contrazione dell'espressione "no mobile phobia", usata per definire il concetto "nessuna paura del dispositivo mobile". Tale termine va a identificare un nuovo tipo di disturbo caratterizzato dalla paura patologica di rimanere fuori dalla connessione mobile. Le caratteristiche identificate del disturbo sono:

1. utilizzare regolarmente un telefono cellulare e trascorrere molto tempo su di esso, possedere uno o più dispositivi e portare sempre un caricatore con sé;
2. sentirsi ansioso e nervoso al pensiero di perdere il proprio dispositivo mobile, o quando il telefono cellulare non è disponibile nelle vicinanze, o è smarrito, o non può essere utilizzato a causa della mancanza di copertura di rete, della batteria scarica, della mancanza di credito o di giga di navigazione disponibili e/o di una connessione wi-fi. Inoltre vengono evitati il più possibile i luoghi e le situazioni in cui l'uso del dispositivo è vietato, come teatri e voli aerei;
3. guardare sullo schermo del telefono per vedere se sono stati ricevuti messaggi o chiamate con una frenesia associata definita come ansia da suoneria o da vibrazione;
4. tenere il telefono cellulare sempre acceso, 24 ore al giorno, tenerlo vicino a sé anche quando si dorme;

5. intrattenere poche interazioni sociali faccia a faccia con gli altri, poiché si ritiene che esse creino ansia e stress, quindi scegliere di comunicare utilizzando quasi esclusivamente le nuove tecnologie;
6. incorrere in debiti o grandi spese per l'acquisto e l'utilizzo dello smartphone.

L'ansia associata a tale disturbo può evidenziarsi in comportamenti clinici particolari, come la sensazione di udire toni di avviso fantasma o falsi squilli di cellulare, o scambiare un suono qualsiasi per il suono del proprio telefono che squilla, presentando la reazione impulsiva di cercare il proprio smartphone dopo aver sentito o presunto di aver sentito tale suono.

Le manifestazioni cliniche si differenziano, quindi, in base alla fase di sviluppo evolutivo in cui l'utente è giunto o si è bloccato nel suo percorso di scoperta della Rete Internet. È possibile differenziare due modalità patologiche prevalenti associate, rispettivamente, alle due fasi.

1. L'utente che nell'uso patologico di Internet si blocca nella prima fase di Osservazione e Ricerca svilupperà una *disfunzione specifica*, legata a un'applicazione abusata (in alcuni casi possono essere più applicazioni), dalla quale risulterà dipendente e che può essere riconosciuta come Webcompulsione. In altre parole, al di là del tipo specifico di applicazione fruita, l'utente si rapporterà a essa manifestando un comportamento di tipo compulsivo, attraverso il quale risulterà legato all'uso stesso di Internet in maniera patologica, come in una dipendenza.
2. L'utente che nel suo approccio alla Rete va oltre e passa alla fase Relazionale-Comunicativa potrà bloccarsi in essa, manifestando modalità patologiche che risulteranno di tipo *multidimensionale* in quanto, giunto alla parte relazionale, spesso non si sofferma su di un'unica funzione, ma l'uso stesso della Rete diviene disfunzionale attraverso un *sovrautilizzo afinalistico*, che risulta patologico proprio in rapporto alla capacità di vita offline. L'abuso di Internet risulta multidimensionale e generalizzato, con una crescente e spropositata quantità di tempo spesa in collegamento alla Rete senza uno scopo preciso ma con la ricerca continua dell'*aspetto sociale*, tramite

connessione a chat, forum, social, e-mail, istant messaging e così via. In questo caso si delinea una modalità patologica di abuso della Rete definita come Sindrome Multidimensionale.

2.3. STRUMENTI DI VALUTAZIONE: I TEST

Per analizzare il percorso di uso e abuso della Rete si utilizzano degli strumenti di valutazione basati sul self-reporting che permettono di realizzare un primo screening dei tratti salienti della situazione che coinvolge il soggetto.

2.3.1. Internet Trap Test 2 *(ITT2)*[1]

Il test ha lo scopo di valutare il coinvolgimento raggiunto dal soggetto con la Rete, basandosi su alcuni tratti specifici che predispongono allo sviluppo della dipendenza da Internet, differenziando il tratto compulsivo, presente nella Webcompulsione, dal tratto impulsivo, predominante nella Sindrome Multidimensionale. Il test indaga quattro dimensioni prevalenti presenti in situazioni patologiche di utilizzo della Rete Internet:

1. *Scala del Coinvolgimento*: evidenzia il grado di coinvolgimento raggiunto, i sintomi e i comportamenti propri di una nuova forma di identità costruita tramite le applicazioni di Internet, l'aumento progressivo del tempo di connessione, l'impatto sulla vita reale.
2. *Scala dell'Impulsività*: definisce l'impulsività come possibile predisposizione psicologica alla base dell'uso/abuso di Internet. Il tratto impulsivo viene considerato come tendenza ad agire in base a reazioni immediate e non pianificate a stimoli interni o esterni, reagendo il soggetto a un impulso gratificante ed egosintonico di scarica di malumori, frustrazioni e depressioni, senza riflettere o considerarne le conseguenze. Definisce una modalità comportamentale che risponde a una sensazione crescente di tensione o di eccitamento prima di compiere l'azione, per poi provare piacere, gratificazione o sollievo nel momento in cui viene emessa l'azione stessa.

[1] Il test alla data odierna non è pubblicato.

3. *Scala Schizoide*: considera il tratto schizoide come possibile predisposizione alla base dell'uso/abuso di Internet, cioè una specifica difficoltà da parte dei soggetti di formare relazioni sociali stabili e la loro tendenza a essere individui "solitari". Il tratto schizoide si presenta con comportamenti di distacco rispetto alle relazioni sociali, con una ristretta gamma di espressioni e reazioni emotive nelle situazioni interpersonali, indifferenza rispetto alle opportunità di stabilire relazioni strette. Si manifesta come tendenza a rimanere socialmente isolati, disinteresse verso esperienze sensoriali, fisiche e sessuali, indifferenza verso l'approvazione o la critica degli altri.
4. *Scala della Compulsione*: definisce la compulsione come possibile predisposizione alla base dell'uso/abuso di Internet. Il tratto compulsivo viene considerato come tendenza a compiere azioni mentali e comportamentali vissute come egodistoniche, coercitive e irrazionali, estranee e fastidiose per il soggetto, ma necessarie come tentativo di risposta a inderogabili bisogni interni, per ristabilire ordine e calma ai propri pensieri, per un senso di sollievo temporaneo, per la possibilità stessa di contenere l'ansia e l'angoscia crescente che il bisogno di agire in quello specifico comportamento creano.

Il test propone 26 item sotto forma di affermazioni con risposte su scala Likert a seconda di quanto tale comportamento, pensiero o atteggiamento viene vissuto come proprio ("mai", "raramente", "qualche volta", "spesso", "sempre"). Alle risposte viene assegnato, rispettivamente, un punteggio da 0 a 4, con attenzione alla presenza di item negativi segnalati nel protocollo di correzione. L'ITT2 presenta anche 10 domande aperte: tali quesiti associati agli item a risposta chiusa hanno lo scopo di meglio specificare determinate situazioni. Per tale ragione, la somministrazione del test può richiedere dai 20 minuti a 1 ora, e la sua valutazione, oltre a seguire l'associazione dei punteggi alle singole scale per definire il profilo dell'utente, richiede da parte del clinico un'attenta analisi delle risposte aperte, in maniera da poter meglio collocare il paziente nei profili delineati, definire il grado di problematicità e l'area di specifico interesse della patologia.

2.3.2. Internet Trap Interview *(ITI)*[2]

Si tratta di un'intervista semistrutturata di 14 domande aperte con lo scopo di indagare il tipo di legame che il soggetto ha stabilito con la tecnologia di Internet tramite computer e/o dispositivo mobile. La valutazione della modalità di attaccamento alla tecnologia riprende la Teoria dell'Attaccamento e gli stili di attaccamento adulto: il tipo di legame alla Rete e ai dispositivi di connessione viene esplorato con domande aperte che permettono al soggetto di descrivere e riportare esempi della sua storia. La somministrazione dell'intera intervista richiede anche quattro o cinque sedute, in base all'approfondimento dei racconti del paziente e alla capacità del clinico di instaurare il rapporto di fiducia che consente la narrazione di sé stesso da parte del soggetto.

I diversi temi indagati riguardano la storia dell'utente nel suo approccio alla Rete: il primo contatto con Internet, le emozioni provate e il tipo di rapporto instaurato, gli eventi significativi, le applicazioni preferite, le situazioni di difficoltà con la Rete, gli episodi di rifiuto e abbandono, la presenza di contrasto e opposizione tra il legame con Internet e le relazioni familiari significative, l'avvio di legami virtuali significativi, l'evoluzione del rapporto con Internet e le sue applicazioni, la proiezione a dieci anni. Dalla modalità di racconto, dalle descrizioni e dagli aggettivi usati è possibile definire il tipo di Modello Operativo Interno che il soggetto ha riversato nel suo legame con Internet, differenziando quattro profili principali derivati dalla Teoria dell'Attaccamento:

1. profilo F: Autonomi;
2. profilo Ds: Distanzianti/Distaccati;
3. profilo E: Invischiati/Preoccupati;
4. profilo U: Non Risolti/Disorganizzati.

Le risposte fornite offrono un quadro delle modalità con cui l'utente si relaziona con la tecnologia di Internet, e tale quadro viene comparato con i Modelli Operativi Interni dell'Attaccamento e con le figure di accudimento sviluppati dal soggetto stesso. L'ipotesi di fondo è che il soggetto con manifestazioni cliniche collegate all'uso e abuso del Web può aver sostituito le sue relazioni signi-

[2] Il test alla data odierna non è pubblicato.

ficative con il legame a Internet: in altre parole, l'utente nel suo percorso verso la dipendenza da Internet ha man mano incluso nell'insieme delle sue figure significative anche la relazione con la Rete e le sue applicazioni, andando via via sostituendo il rapporto con Internet alle relazioni reali. Di conseguenza, questo attaccamento alla Rete può essere considerato ora il legame significativo fondamentale per il soggetto e non può essere tolto senza un percorso adeguato di intervento. L'indagine dei MOI[3] del soggetto in relazione a Internet consente di delineare le aree di intervento necessarie alla pratica clinica.

2.3.3. Altri test

Utile alla valutazione del quadro clinico e alla diagnosi differenziale è la somministrazione del *Minnesota Multiphasic Personality Inventory – 2* (MMPI-2; Butcher, Dahlstrom, Graham, Tellegen e Kaemmer, 1989) per la definizione del profilo di personalità del soggetto e l'analisi delle scale cliniche, in base alle quali è possibile stabilire un miglior approccio di intervento.

La somministrazione dell'*Adult Attachment Interview* (AAI; George, Kaplan e Main, 1985; Main e Goldwyn, 1985) consente, invece, il confronto tra la valutazione del legame di attaccamento instaurato dall'utente con la tecnologia di Internet e il tipo di attaccamento prevalente interiorizzato dal soggetto nei confronti delle figure significative della sua vita (madre, padre, altri familiari, partner e così via) al fine di comprendere nel percorso di diagnosi il tipo di sostituzione che si è venuto a creare tra attaccamento virtuale e attaccamento reale, le ragioni di tale trasformazione e le modalità di intervento maggiormente efficaci nella specifica situazione e nel contesto di vita del paziente. L'AAI può essere somministrato anche ai genitori o/e al partner per individuare i tipi di attaccamento complementari. In altre parole, elaborando un piano terapeutico di tipo sistemico, anche le figure significative vengono coinvolte nel percorso; la somministrazione dell'AAI diviene utile a far acquisire consapevolezza ai familiari coinvolti sul tipo di relazioni presenti nel sistema familiare e sulle carenze e criticità che possono avere innescato la patologia collegata al tipo di abuso della Rete riscontrato in quel paziente.

[3] Modelli Operativi Interni secondo la Teoria dell'Attaccamento.

Dai primi colloqui di consulenza, dalla valutazione dei profili dati dai test e dall'analisi delle singole risposte è possibile definire la specifica situazione e procedere con l'intervento terapeutico più opportuno. L'analisi della domanda e il riconoscimento del tipo di sintomo entro il suo contesto di espressione sono parti fondamentali dell'approccio terapeutico.

2.4. LETTURA DEL SINTOMO: ANALISI DEL CONTESTO PERSONALE E FAMILIARE

L'ITT2 permette di avere un quadro del tipo di problema con la Rete, differenziando tra Webcompulsione e Sindrome Multidimensionale, ma collocare il sintomo nel suo contesto diviene fondamentale per poter procedere alla comprensione del *perché proprio questo sintomo* e *perché proprio in questo momento* della storia di vita individuale e familiare del soggetto.

Secondo l'approccio sistemico la modalità di interazione di un soggetto va osservata nel suo contesto di espressione per poter essere compresa nelle sue funzioni e significati. In altre parole, un comportamento inquadrabile come psicopatologico si può comprendere come funzionale e adattivo allo specifico contesto, poiché porta al soggetto, ma anche agli altri membri del sistema, vantaggi utili al mantenere una situazione che in quel determinato momento di vita risulta conveniente a più persone interagenti.

In quest'ottica, il sintomo non va curato, ma compreso come *portatore di un significato* che ha ragione di esistere nel suo contesto, definito in genere dal sistema familiare in cui si esprime. In quel sistema, nel momento di vita in cui si manifesta, il sintomo rappresenta un messaggio, e cogliere tale segnale costituisce il primo tentativo di cambiamento.

L'analisi del ciclo di vita individuale dell'utente è utile per capire in quale momento dell'esistenza si trova la persona che andiamo a incontrare: in questo modo è possibile risalire alla fase della vita in cui si è manifestata inizialmente la problematica e quindi approfondire il percorso di vita del soggetto, lo sviluppo del problema e l'evoluzione in psicopatologia.

La possibilità di comprensione della storia di vita della persona si arricchisce mettendola in relazione con il ciclo di vita familiare (Scabini e Iafrate, 2003): in quale momento di vita si trova il sistema familiare di riferimento, in quale fase si trova ciascun membro del sistema, quali sono i compiti evolutivi, quali i bisogni reciproci, in che punto si osserva un blocco evolutivo da parte del sistema o di uno o più membri. Mettendo insieme tutti gli elementi è possibile comporre un quadro del funzionamento del sistema familiare, riflettendo sul meccanismo che rende in quel momento di vita, in quel preciso contesto, il sintomo – cioè il comportamento psicopatologico – utile a uno o più componenti della famiglia.

Da parte della famiglia il poter comprendere questo *gioco* (Selvini Palazzoli, Cirillo, Selvini e Sorrentino, 1988) costituisce il primo passo verso il cambiamento e, quindi, verso la riduzione del sintomo stesso, mentre l'eliminazione del comportamento psicopatologico, per esempio privando l'utente della connessione a Internet o togliendo i dispositivi di connessione, non ha valore terapeutico. Il sintomo infatti non è altro che un segnale di un'organizzazione familiare e relazionale che si è bloccata in un qualche specifico punto del suo percorso evolutivo e che, con il manifestarsi della problematica, si sta riorganizzando in maniera adattiva, integrando il sintomo stesso nelle dinamiche familiari. Eliminare il sintomo può causare un peggioramento della problematica relazionale sottostante o una migrazione del sintomo stesso in un altro tipo di espressione psicopatologica. Invece risulta molto utile comprendere *come mai proprio in questo momento di vita* viene segnalata la problematica e *da chi* della famiglia viene portata, in quanto dai colloqui spesso emerge che tale comportamento problematico, o inquadrabile come disadattivo, è presente già da molto tempo.

2.5. I BISOGNI RELAZIONALI: L'ATTACCAMENTO

Alla base del percorso di analisi della domanda vi è la comprensione dei bisogni emotivi e relazionali sottostanti. Come già definito dal tipo di test utilizzati, la cornice teorica su cui ci si muove si basa sulla Teoria dell'Attaccamento (Bowlby, 1969, 1973, 1980). L'indagine dei MOI del soggetto e dei familiari coinvolti nel processo di definizione del problema, cioè nella diagnosi, consente di comprendere quali bisogni individuali e familiari sono alla base delle problematiche relazionali che si esprimono nel sintomo portato. Le dinamiche relazionali riportate da ciascun membro della famiglia – relative al ricordo delle proprie esperienze infantili con le proprie figure significative di accudimento e, in seguito, al ricordo delle esperienze adolescenziali fino alla percezione delle esperienze emotivo-relazionali attuali – consentono la comprensione del tipo di attaccamento che la persona ha interiorizzato nel suo percorso di vita e che, essendo ora parte del suo modo di percepire la realtà interiore ed esterna, ripropone nelle sue relazioni significative e nella possibilità di costruire nuovi legami. Quando nella storia di vita di un soggetto si osservano determinate carenze o egli stesso riporta mancanze o privazioni vissute o percepite a livello affettivo e relazionale, occorre considerare che queste compongono il bagaglio emotivo attraverso cui la persona si relaziona con il contesto attuale: su di esso riverserà le sue carenze e i suoi bisogni, e nel suo percorso individuale e familiare ricercherà delle modalità di interazione utili a esprimere le sue necessità.

L'ipotesi che sottostà al nostro lavoro con gli utenti Internet che presentano comportamenti patologici o dipendenti espressi attraverso l'uso della Rete è che la persona, avendo sperimentato nella sua storia di vita situazioni di sofferenza o carenze affettive, o vivendo un particolare momento di vulnerabilità, può sperimentare un disagio interiore che può presentarsi sul versante ansioso o depressivo. Attraverso la tecnologia di Internet, il soggetto scopre un meccanismo di espressione, socialmente accettato e riconosciuto, grazie al quale riesce a trovare sollievo al proprio malessere profondo fino a, in molti casi, ricostruire un nuovo modo di essere, un'identità che risulta maggiormente gradevole a sé, in quanto riconosciuta e gratificata dagli *altri virtuali* connessi alla Rete. In questo modo, in una situazione di vulnerabilità, l'utente stabilisce con la tecnologia, e non con gli altri utenti veri e propri, un legame di attaccamento a tutti gli effetti capace di soddisfare i propri bisogni emotivi.

I rischi psicopatologici sono collegati alle potenzialità della Rete Internet, alle singole applicazioni, ai tratti di personalità che possono predisporre il soggetto a modalità di interazione con il Web di tipo impulsivo, compulsivo e/o schizoide, alle carenze del contesto di appartenenza o alle possibilità disfunzionali del sistema familiare. In questa cornice di possibilità il legame di attaccamento con la Rete si va a sostituire agli attaccamenti significativi, creando per il soggetto un divario sempre maggiore tra le interazioni virtuali, in cui si riconosce e ricerca gratificazione e consenso, e le dinamiche relazionali offline che tenderanno a isolarlo e disapprovarlo per la sua assenza dalla vita reale familiare, sociale, scolastica o lavorativa. Tale isolamento e biasimo offline non faranno altro che spingere ancora più l'utente a ricercare e stringere il proprio legame con la Rete Internet e con il proprio dispositivo di connessione.

Capitolo 3
Protocollo di intervento

Giuseppe Lavenia, Stefania Stimilli

3.1. ANALISI DELLA DOMANDA

L'intervento terapeutico inizia con l'analisi e la ridefinizione della domanda. In genere la persona portatrice del sintomo si presenta dallo psicologo in quanto condotta, accompagnata o il più delle volte trascinata dalla famiglia stessa. La domanda che spesso viene posta al clinico è di fare in modo che il soggetto – ragazzo, giovane, adulto, anziano, uomo o donna – riprenda a fare le cose "normali" della sua vita eliminando l'uso del computer o del cellulare. In pochi casi è l'utente stesso a ricercare aiuto perché sente che il coinvolgimento con la Rete o la dipendenza da una specifica applicazione stanno arrecando danno alla sua vita. In alcuni casi il motivo riferito che conduce alla consulenza psicologica è di natura relazionale, cioè i familiari o il partner accusano un deterioramento delle interazioni familiari, un'insoddisfazione o un'alterazione disfunzionale nel rapporto con il *paziente designato* e, indagando, emerge un coinvolgimento patologico del soggetto con la Rete. In ogni caso è difficile definire la causa o l'effetto, in quanto il sistema stesso si muove in maniera circolare e simultanea, ad ogni azione corrisponde una reazione dei diversi membri familiari, determinando un meccanismo di interazione che può sviluppare in alcuni casi modalità disfunzionali. Considerando il valore del contesto e dell'interazione familiare, è importante riuscire a coinvolgere fin dall'analisi della domanda l'intero nucleo familiare.

3.1.1. Alleanza con la famiglia

Prima ancora di indagare l'uso specifico della Rete e di definire il tipo di abuso, la gravità del coinvolgimento e la profondità del malessere portato da ciascun componente del sistema familiare, occorre stipulare un'alleanza con la famiglia, in particolare con l'*utente patologico*, soprattutto nel caso in cui si abbia di fronte un adolescente o giovane adulto, maschio o femmina che sia. Questo è fondamentale per non perdere l'aggancio con il soggetto portatore del sintomo, che manifestando il comportamento patologico è, molto probabilmente, anche il componente familiare che maggiormente patisce una sofferenza.

Le basi dell'alleanza con la famiglia vengono poste raccogliendo le richieste ed esigenze di ciascun componente. Si accoglie la domanda con cui la famiglia e ciascun membro si presenta. Nello specifico riferimento alle patologie connesse alla Rete si vanno a indagare alcuni indicatori tipici, chiedendo *qual è l'uso che viene fatto della Rete da ciascun componente* e *quale uso ne fa il "paziente" secondo ciascun componente*. In questo modo è possibile delineare già un quadro delle interazioni familiari e avere alcuni riferimenti della complessità del contesto che si ha di fronte.

L'alleanza con il paziente si costruisce a partire dal ricollocamento del sintomo entro il suo contesto. In altre parole, la patologia portata viene ripresentata alla famiglia come un sintomo di una problematica più complessa nella quale sono coinvolti tutti i componenti: ciascuno viene chiamato a partecipare, evitando l'accusa di essere l'elemento disfunzionale (come spesso l'utente può sentirsi) o la causa del problema (come uno o entrambi i genitori possono percepirsi).

Già dal primo colloquio è utile *ridefinire la domanda* attraverso la *prescrizione del sintomo*: il sintomo deve essere mantenuto in quanto la patologia non sta nel sintomo stesso. Per questo il computer, la connessione e/o lo smartphone non vengono tolti, come spesso richiesto dai genitori o dal partner, bensì il loro utilizzo viene imposto e regolamentato come parte integrante della terapia che si intraprende, verso cui ciascun membro della famiglia deve sentirsi corresponsabile.

La prescrizione del sintomo prevede che tutti i membri della famiglia condividano la necessità che il sintomo venga mantenuto e che il soggetto continui a utilizzare Internet e la sua applicazione abusata. Le modalità di utilizzo devono cambiare secondo un *accordo* tra tutti i componenti della famiglia. L'accordo deve essere raggiunto in sede di colloquio di fronte allo psicologo, ponendo attenzione che tutti i componenti della famiglia siano presenti. Parte del colloquio sarà, quindi, impiegata affinché tutti i familiari siano coinvolti nel dialogare, discutere e contrattare sui tempi e sui modi di utilizzo della Rete Internet da parte del paziente, stabilendo e firmando infine delle regole condivise dalla famiglia, accettate anche dall'utente e sottoscritte dallo psicologo che interviene come facilitatore della discussione. Anche i tempi di prosecuzione di tali regole devono essere stabiliti e il clinico chiederà di volta in volta se sono stati rispettati dalla famiglia e dall'utente. Nella negoziazione dell'accordo lo psicologo si troverà interpellato da ciascun familiare che vorrà acquisire maggior potere di contrattazione: il clinico valuterà situazione per situazione, ma spesso sarà utile che si esponga per sostenere le ragioni del paziente, che in genere si trova in una posizione di svantaggio rispetto al resto della famiglia che può trovarsi coalizzata nel richiedere una restrizione rigida dell'uso della Rete. L'obiettivo è che l'utente si senta compreso e agganciato alla terapia. Il sintomo viene così trasformato in un obbligo e in quanto tale, in particolare per le Webcompulsioni, perde la piacevolezza e l'eccitazione associate al comportamento stesso.

3.1.2. Analisi del sintomo

Il quadro teorico di riferimento ci consente di comprendere che la problematica o la patologia portata rientra in un contesto di vita storico-familiare attraverso il quale è possibile comprendere il suo significato. Perciò, come già detto, il clinico dinanzi alla famiglia, nel procedere all'analisi della domanda, deve tenere a mente quattro punti fondamentali:

1. Come mai proprio questo sintomo?
2. Come mai proprio in questo momento della vita dell'utente?
3. A quale punto del ciclo di vita si trova il soggetto?
4. Quale significato assume questo sintomo nel contesto?

Di conseguenza le domande poste nella consulenza iniziale andranno ad approfondire queste tematiche: le caratteristiche del sintomo, la sua insorgenza, i tempi e gli eventi a esso collegati, il momento attuale di vita del paziente designato e gli eventi maggiormente rilevanti della sua storia, il contesto di vita familiare e le modalità relazionali del sistema famiglia, prima e dopo l'insorgere della problematica. L'obiettivo è di comprendere la situazione familiare prima dell'insorgenza del sintomo, in modo da ipotizzare le possibili aree di sofferenza o fragilità non solo del soggetto portatore del sintomo, ma anche degli altri membri del sistema familiare. Occorre quindi indagare se vi sono uno o più eventi scatenanti del sintomo, quali cambiamenti ha portato la problematica per il soggetto e per i familiari, quali i possibili vantaggi per il sistema, in termini di cambiamento delle modalità relazionali, delle alleanze e prossimità familiari o, al contrario, dei confitti impliciti ed espliciti del sistema; inoltre definire chi si è rivolto allo specialista per chiedere aiuto, per che cosa e perché proprio in quel momento.

Per indagare il sintomo nella sua complessità, oltre ai colloqui di consulenza iniziale con l'utente, si propongono dei test in grado di approfondire la struttura di personalità del soggetto e la dimensione specifica del disturbo collegato all'uso della Rete Internet. Di seguito andiamo a esaminare l'*Internet Trap Test 2*, l'*Internet Trap Interview* e l'*Adult Attachment Interview*.

1) Internet Trap Test 2 *(ITT2)*[1]

Lo strumento si pone l'obiettivo di individuare la gravità della problematica di uso e abuso della Rete e il tipo di coinvolgimento e comportamento patologico evidenziabile. Il questionario è di tipo self-report, perciò può presentare la criticità di essere falsato da risposte che vogliono compiacere il clinico o dissimulare il disturbo. Per tale motivo si suggerisce la somministrazione nei primi colloqui di consulenza solo dopo aver stabilito un certo rapporto di fiducia con il paziente, curando le basi dell'alleanza con la famiglia poste dagli accordi iniziali, la ridefinizione del sintomo e la garanzia della continuità nell'uso degli strumenti di connessione e delle applicazioni preferite. Il test si basa sull'ipotesi che vi sia una netta distinzione tra Webcompulsione e Sindrome Multidimensionale a seconda di dove il soggetto si è bloccato nel suo percorso di sviluppo telematico e della preponderanza del *tratto compulsivo* o del *tratto impulsivo*.

Tratto compulsivo. Il tratto compulsivo si presenta con il bisogno irresistibile, impellente di rispondere a uno stimolo vissuto

[1] Il test alla data odierna non è pubblicato.

come irrazionale, estraneo, a volte anche sgradevole, ma che, se non soddisfatto, causa malessere e angoscia incontrollabile. La persona vive il disagio di dover agire secondo un comportamento che non riesce a frenare per la sensazione di ansia che l'attanaglia. Nel rapporto con Internet il tratto compulsivo si manifesta soprattutto nella fase di Osservazione e Ricerca, in cui gli utenti definiti *fruitori* della Rete rimangono passivi di fronte alle applicazioni e ai servizi offerti, rispondendo agli stimoli del Web in maniera standardizzata, usando ciò che già esiste nel mondo virtuale senza immettere cambiamenti o parti di sé.

La manifestazione patologica del tratto compulsivo si ha nel momento in cui l'utente, sperimentando una gratificazione o una scarica di tensione mediante l'uso di una specifica applicazione, ne aumenta via via la fruizione nel tentativo di provare ad ogni utilizzo quel piacere o sollievo, con la necessità di protrarre e aumentare il comportamento in ulteriori e continue connessioni alla Rete per poter ottenere il livello di soddisfazione desiderato. In questo modo, per rispondere alla necessità impellente mediante l'uso compulsivo dell'applicazione, il soggetto si trova trascinato in una o più Webcompulsioni, danneggiando via via i contesti di vita non virtuali.

Il tratto compulsivo è prevalente nell'uso patologico di applicazioni di shopping online, gioco d'azzardo, trading online, ricerca di informazioni e di fruizione di porno materiale online. Nella Webcompulsione l'utente sperimenta le conseguenze negative nella sua vita dovute all'uso patologico di una o più applicazioni, pertanto mette in atto dei tentativi di interrompere il proprio comportamento compulsivo, ma senza avere successo; prevale infatti la necessità di ricercare il piacere con l'attività online, di tentare il comportamento per provare sollievo, per rispondere alla propria angoscia. Il rapporto con la Rete, quindi, viene vissuto con sentimenti di colpa, vergogna e disistima di sé stessi per i tentativi falliti di porre fine al proprio comportamento compulsivo e patologico. Secondo questa prospettiva la strategia del *non togliere* l'uso del Web diviene funzionale per non stigmatizzare il soggetto come incapace a sottrarsi al proprio rapporto con la macchina, mentre l'uso obbligato dell'applicazione innesca un meccanismo di controllo familiare e sociale dell'uso stesso, sottraendo quindi la piacevolezza all'attività e spezzando così il circolo compulsivo.

Tratto impulsivo. Il tratto impulsivo si manifesta nella tendenza ad agire in maniera repentina e incontrollata per rispondere a stimoli interni o esterni al fine di conseguire una gratificazione immediata che dia senso al comportamento stesso della persona. Tali stimoli vengono inseguiti e le conseguenti azioni impulsive di risposta soddisfatte e portate a termine in virtù di una ricerca di piacere o di una riduzione di sensazioni di tensione, frustrazione e malessere interiore. In questa modalità non vi è disagio nel compiere il comportamento impulsivo, piuttosto la difficoltà si crea quando queste azioni non possono essere soddisfatte per ostacoli esterni. Nella situazione di uso patologico della Rete il tratto impulsivo si ritrova frequentemente in coloro che sono già passati alla fase Relazionale-Comunicativa, definiti *creatori* del Web, ed è caratteristico della Sindrome Multidimensionale.

Nella situazione patologica l'utente creatore si trova a svolgere online una serie infinita di attività a seconda del momento e dello stimolo virtuale che cattura l'attenzione. Queste innescano un bisogno immediato di rispondere, determinano un prolungamento indefinito del tempo trascorso online, compromettono le attività quotidiane offline, ma soprattutto permettono di sperimentare una dimensione virtuale in cui tutto è più facile, poiché presenta risposte rapide, soddisfazioni immediate e possibilità nuove e veloci di gratificare bisogni, specialmente di tipo relazionale, o di contrastare tensioni interne mediante relazioni e contatti virtuali.

Il tratto impulsivo si ritrova, quindi, alla base dell'ipercoinvolgimento con la Rete presente nella Sindrome Multidimensionale, in quanto tramite Internet l'utente reinventa via via sé stesso secondo modalità di gratificazione o di identificazione di sé che appaiono più semplici rispetto alla vita offline. Qualsiasi ostacolo posto, per esempio, dai familiari o dal partner, che richiedono la presenza della persona nella vita reale, appare per l'utente un intralcio alle proprie gratificazioni o al proseguimento di azioni divenute fondanti della propria stessa identità, perciò tali situazioni, o le persone stesse, provocano nel soggetto sentimenti di frustrazione, reazioni di rabbia, fino a comportamenti aggressivi, e i rapporti offline vengono vissuti con sempre maggiore noncuranza ed estraneità. La vita online acquista un valore superiore rispetto al contesto non virtuale e la persona vi si identifica completamente. Il tratto impulsivo si manifesta nell'uso patologico di applicazioni di chat, social network, MUD e nella concezione della propria esistenza online come assoluta.

Tratto schizoide. L'ITT2 indaga anche il tratto schizoide, considerando l'elevazione di questa scala come indice di una dimensione di personalità presente nel soggetto che predispone a un uso patologico della Rete a partire da una modalità relazionale dell'utente di Internet particolarmente chiusa, solitaria e distaccata nei rapporti interpersonali della vita offline. Tale dimensione crea in genere una modalità comportamentale del soggetto tendente all'isolamento, all'autoesclusione e all'indifferenza rispetto alle pratiche sociali della vita quotidiana. La persona che si rispecchia in queste caratteristiche molto spesso si trova fortemente attratta dalla realtà virtuale e dalle applicazioni del Web, perciò l'elevazione di questa scala suggerisce la presenza di una problematica che nell'uso della Rete facilmente si traduce in un comportamento di abuso.

Il tratto schizoide associato al *tratto compulsivo* evidenzia un uso patologico della Rete nella modalità della Webcompulsione, in cui il soggetto si ritira dalla vita reale nella quale non trova possibilità di espressione delle proprie caratteristiche emotive di distacco, solitudine, chiusura in sé stesso, difficoltà di relazione e disinteresse verso i rapporti intimi e sociali. L'utente riversa i propri interessi e l'espressione di sé in una o più applicazioni online che lo trascinano in una dimensione di relazione con la macchina (rapporto *passivo* uomo-macchina) che basta a sé stessa, concedendogli quel grado di appagamento ed eccitazione che divengono il suo scopo di vita quotidiano.

Il tratto schizoide associato al *tratto impulsivo* delinea una modalità di uso del Web propria della Sindrome Multidimensionale, in cui il soggetto, che fatica nelle relazioni della vita reale e quindi le respinge, ritrova nella vita virtuale un modo nuovo di esprimere sé stesso anche entrando in relazione con l'altro (rapporto *attivo* uomo-macchina-uomo). In questo modo egli ricrea un sé stesso virtuale maggiormente amabile, perché adattabile al contesto online in cui trova accettazione e riconoscimento. Di conseguenza, il riconoscimento di sé offline necessita del proprio sé virtuale per mantenere un'immagine positiva di sé, e l'utente non può più fare a meno della connessione e dei dispositivi attraverso cui mantiene le proprie relazioni virtuali e quindi il riconoscimento del proprio sé.

Scala del Coinvolgimento. Infine l'ITT2 identifica il coinvolgimento con la Rete come dimensione che discrimina, tra la maggior parte degli utenti, gli utenti problematici e quelli patologici. La Scala del Coinvolgimento, infatti, indaga quantità di tempo, energie e risorse spese nel rapporto con la Rete, andando a verificare anche la presenza di danni e criticità connessi all'uso del Web che impattano sulla vita offline. La Scala del Coinvolgimento approfondisce la presenza e la frequenza di sintomi di natura fisica, comportamentale, emotiva e relazionale associati alle connessioni alla Rete. L'innalzamento di questa scala evidenzia il grado di problematicità del sintomo portato.

Interpretazione. In generale, analizzando le singole scale dell'ITT2, anche quando i punteggi non arrivano a segnalare una patologia evidente, è possibile capire se la persona può presentare problematiche di tipo impulsivo, e quindi propendere per l'ipercoinvolgimento e la Sindrome Multidimensionale, oppure tende ad agire secondo compulsioni, e quindi può incorrere in un uso compulsivo delle applicazioni di Rete fino al rischio di sviluppare Webcompulsioni. Inoltre l'analisi qualitativa delle risposte alle domande aperte aiuta il clinico a identificare la natura del sintomo e la sua espressione comportamentale, quando il soggetto riesce a rendere una descrizione dei suoi comportamenti online, come richiesto. Tali risposte possono apparire all'utente più che naturali o, al contrario, possono aiutarlo ad acquisire consapevolezza del grado di profondità del sintomo; in ogni caso per lo psicologo divengono un utile strumento di approfondimento delle modalità di descrizione e di espressione comportamentale del sintomo nel colloquio individuale. Ciò è utile anche quando il soggetto non risponde, poiché il clinico può e deve indagare come mai non sono state date determinate risposte.

Con i colloqui di consulenza familiare e con i test sottoposti al paziente designato si conclude la fase di analisi della domanda. Alla famiglia e al soggetto vengono spiegati i passaggi successivi, delineando un percorso concordato di presa in carico dell'intero sistema familiare, mediante la ridefinizione della domanda stessa e la ricollocazione del sintomo entro il contesto di espressione come segnale di una problematica più complessa da gestire insieme ai componenti della famiglia, così da restituire l'importanza dell'aderenza dell'intero nucleo familiare al percorso di terapia ed evitare il rischio di migrazione del sintomo. Il percorso prevede incontri individuali con il paziente designato e incontri familiari, con i genitori o con la coppia, valutando a seconda dei casi la modalità maggiormente adeguata.

2) Internet Trap Interview *(ITI)*[2]

Il test ha l'obiettivo di comprendere le modalità di attaccamento alla tecnologia sviluppate dall'utente a partire dal primo contatto con i dispositivi di connessione e con la Rete Internet, fino ad arrivare alla modalità attuale di utilizzo e al coinvolgimento emotivo-relazionale, delineando il quadro di distacco dalla realtà offline e dalle relazioni reali in opposizione al legame instaurato con la realtà virtuale. L'intervista ITI permette un approfondimento della tematica dell'attaccamento alla tecnologia, perciò prevede diverse sedute, in quanto al soggetto vengono richiesti episodi specifici di vita e si incoraggia il racconto di sé, del proprio comportamento, delle proprie emozioni, delle reazioni da parte dei familiari e da parte dell'*altro virtuale.*

In questo modo è possibile meglio definire il rapporto dell'utente con la Rete, ma al contempo è possibile riportare questa dimensione di legame alla realtà offline, chiedendo i fatti concreti, le date, i luoghi, i nomi degli utenti contattati, evitando i nickname e riagganciando gli *eventi online significativi* al contesto di vita storico-temporale del soggetto nella sua famiglia. Le domande poste possono aiutare l'utente ad acquisire consapevolezza del proprio attaccamento alla tecnologia e a comprendere come questo attaccamento è andato a sostituire una situazione di fragilità, mancanza o problematicità nei legami di attaccamento con le figure significative, in momenti specifici di difficoltà del sistema familiare. La consapevolezza di questo consente di cogliere l'importanza attuale del legame con la tecnologia e, di conseguenza, fa sì che l'utente si senta compreso, sia nella sua esigenza profonda di mantenere la connessione e l'utilizzo della Rete, sia nella sua impossibilità-incapacità di staccarsi o di provare a controllarne l'utilizzo. In questo percorso di narrazione di sé e di graduale consapevolezza del proprio legame con la tecnologia si gioca molto del processo terapeutico messo in atto, perciò il

[2] Il test alla data odierna non è pubblicato.

numero di incontri viene calibrato nella relazione con il paziente in base alla capacità sia di narrazione sia di rielaborazione in quel momento specifico.

3) Adult Attachment Interview *(AAI)*

In un secondo momento all'utente viene posta la riflessione sui legami di attaccamento sviluppati con le figure significative, perciò si dedicano alcune sedute a indagare le rappresentazioni mentali dell'attaccamento, come esse emergono nel racconto del paziente, che costituiscono un sistema implicito di conoscenza che si è sviluppato nel contesto di accudimento primario e che guida il comportamento e le relazioni del soggetto. Come traccia per stimolare la narrazione si utilizza l'*Adult Attachment Interview* (AAI), ponendo le domande, incoraggiando il racconto degli episodi di vita e riconoscendo e individuando via via le analogie con l'attaccamento alla tecnologia. Nell'analisi della narrazione molto importanti sono il linguaggio utilizzato e lo stile conversazionale, poiché la coerenza della narrazione fornisce un indice di quanto e come il soggetto ha elaborato la propria storia di attaccamento. L'obiettivo è di aiutare il paziente a riflettere e comprendere come il proprio modo di pensare, sentire e comportarsi attuale possa essere stato significativamente influenzato dalle proprie esperienze di accudimento infantile, per cui il proprio legame con la tecnologia è in linea con lo stile di attaccamento familiare e la modalità di utilizzo della tecnologia non è altro che la manifestazione di un sintomo entro un contesto che funziona in quel modo specifico per le interconnessioni relazionali che vi si sono stabilite.

Il percorso così intrapreso è focalizzato a far emergere il bisogno che sottostà all'utilizzo patologico della tecnologia, in modo tale che il soggetto possa comprenderne le motivazioni profonde e possa, quindi, effettuare un cambiamento in un contesto terapeutico che prende in carico anche la famiglia. Lo scopo è di coinvolgere e attivare l'intero sistema per attuare una svolta funzionale non solo nei confronti del paziente designato ma anche degli altri componenti del sistema, così da eludere il rischio di migrazione del sintomo.

3.2. SETTING TERAPEUTICI

Secondo l'approccio proposto, l'utente patologico di Internet appartiene a un contesto specifico in cui la patologia presentata diviene sintomo di una problematica che interessa l'intero sistema relazionale di riferimento, perciò la presa in carico terapeutica non può limitarsi al singolo paziente, ma deve prevedere, come già detto, il coinvolgimento dei componenti della famiglia in setting terapeutici diversi e definiti fin dalla prima consulenza.

3.2.1. Setting individuale

Per il paziente designato si prevede un percorso terapeutico che include diverse fasi, in parte già definite precedentemente.

1) Analisi del sintomo
Viene approfondita la tipologia di uso e abuso della Rete Internet, tramite colloquio e somministrazione dell'ITT2. L'obiettivo è di comprendere la tipologia di uso della Rete e la gravità della patologia.

2) Screening psicopatologico
Contempla, insieme al colloquio clinico, la somministrazione del MMPI-2 per comprendere lo stato psicologico del soggetto, definire le aree di criticità, la presenza di scale cliniche, le fragilità e le risorse emotive presenti nel momento della presa in carico.

3) Attaccamento alla tecnologia
Il percorso di comprensione dell'attaccamento alla tecnologia viene realizzato mediante sedute guidate dalla traccia dell'intervista ITI. Stimolando la narrazione della storia di avvicinamento e uso della Rete Internet e il racconto di episodi concreti da parte del soggetto, diviene possibile creare pian piano un'alleanza solida con la persona presa in carico, in quanto si chiede di approfondire come Internet è entrato nella sua vita, senza condannarne l'uso. Inoltre i collegamenti al contesto di vita offline sottolineati dal terapeuta sono volti a favorire la consapevolezza di come l'utilizzo della Rete sia andato via via a sostituire, sostenere e integrare i legami relazionali fondamentali che sono stati vissuti dal soggetto, in momenti specifici, come carenti o inadeguati ai propri bisogni.

4) Analogia tra attaccamento alla tecnologia e stile di attaccamento familiare

Il percorso di consapevolezza dell'analogia tra attaccamento alla tecnologia e stile di attaccamento familiare si svolge mediante la traccia dell'AAI. L'intervista consente di stimolare il racconto da parte del paziente di episodi e rielaborazioni del proprio accudimento durante l'infanzia e l'adolescenza da parte delle figure familiari significative, con lo scopo di comprendere le rappresentazioni mentali dell'attaccamento del soggetto e di favorirne la comprensione entro il suo contesto relazionale e familiare. Tale percorso consente di palesare via via come nella storia della persona l'uso della tecnologia si sia insinuato nei suoi legami significativi, andando a colmare carenze, a soddisfare bisogni o a stimolare determinate lacune interiori, fino a divenire indispensabile per l'esistenza dell'utente. D'altro canto, l'obiettivo è di riportare l'uso patologico della Rete in termini di sintomo di un contesto specifico, mediante la consapevolezza delle problematicità sistemiche emerse, fino ad aiutare il soggetto a gestire il proprio rapporto con Internet in modalità funzionali, acquisendo un uso consapevole della tecnologia al di fuori del sintomo.

3.2.2. Setting familiare e di coppia

Il coinvolgimento del contesto familiare avviene fin dalle prime consulenze in cui la famiglia è chiamata a essere partecipe del percorso che si intraprende con l'inclusione di tutti i componenti del sistema, seguendo le seguenti fasi.

1) Ridefinizione della domanda

Avviene nella primissima consulenza mediante il coinvolgimento in seduta di tutti i componenti familiari, restituendo che la patologia portata è solo il sintomo evidente di una problematica relazionale presente nel sistema familiare. In questo modo tutta la famiglia viene coinvolta nella definizione del problema e, quindi, nel percorso necessario al cambiamento, che dipende non solo dal paziente designato, ma anche dall'attivazione di ciascun membro della famiglia. In questo frangente si spiega il percorso di presa in carico, ottenendo un impegno da parte dei genitori, del partner o dell'intero nucleo familiare di interesse, a seconda dei casi, a partecipare alle sedute familiari, in virtù dell'ipotesi per cui il sintomo che si è presentato è solo un tentativo di soluzione di una difficoltà profonda che interessa il sistema relazionale in cui si manifesta.

2) Prescrizione del sintomo

Come già esposto precedentemente, l'intera famiglia viene coinvolta affinché si raggiunga un accordo tra tutti per l'uso strutturato della Rete da parte del soggetto; ciascun membro diviene poi garante del rispetto degli accordi presi.

3) Sedute familiari e di coppia

Dopo un primo periodo di presa in carico del paziente, la famiglia viene chiamata a seguire un percorso parallelo. In particolare ciò è fondamentale quando il soggetto è un adolescente o un giovane adulto che non si è ancora svincolato dalla famiglia di origine. Le sedute indagano il punto di vista di ciascuno (madre, padre, fratello/i, sorella/e) rispetto all'uso della Rete da parte del paziente, ciò che fa online, il suo coinvolgimento, la storia di avvicinamento all'uso di Internet, che cosa significa per ciascun familiare questo tipo di comportamento. Vengono quindi richiesti esempi della vita quotidiana ed episodi concreti per avere un racconto dei fatti, quindi si fanno emergere le emozioni di ciascun componente della famiglia e si confrontano i punti di vista, evidenziando le differenze e ponendole in dialogo.

Nelle sedute familiari gran parte della presa in carico coinvolge i genitori del soggetto. L'obiettivo è quello di comprendere quanto i genitori conoscono del mondo del figlio, apprendere gli stili genitoriali e le modalità relazionali della coppia genitoriale per poter cogliere dove si inserisce il sintomo del figlio nelle relazioni familiari e aiutare poi i due genitori a prenderne consapevolezza. Nelle sedute con i genitori si stimola in loro una progressiva consapevolezza del proprio percorso familiare, un'accettazione del figlio riconoscendone risorse, criticità e fragilità come esiti del suo sviluppo in quella storia familiare, favorendo l'evoluzione delle relazioni in un'ottica nuova, capace di rispondere ai bisogni evolutivi di tutto il sistema familiare e di ciascun singolo componente.

Se si tratta di un paziente con una propria famiglia, si valuta l'opportunità di stabilire un formato di colloqui di coppia in cui vengono coinvolti il paziente designato e il/la partner. Nelle sedute di coppia l'obiettivo è far emergere quanto ciascuno conosce e comprende dei bisogni dell'altro, quali sono gli stili relazionali e come il sintomo si è inserito in un contesto di coppia dove probabilmente già erano presenti segnali di disagio non ascoltati da uno o da entrambi. Il dialogo e l'ascolto dell'altro senza giudizio possono aiutare la comprensione reciproca e una maggior consapevolezza della problematica portata, dei bisogni di ciascuno, delle criticità presenti nella relazione di coppia, del percorso fatto insieme e delle intenzioni reciproche.

4) Sedute individuali

Seguendo la traccia dell'AAI, vengono effettuate delle sedute individuali per i due genitori o per il partner, per indagare le rappresentazioni mentali dell'attaccamento di ciascuno e comprendere, quindi, gli stili di attaccamento che regolano le relazioni entro il sistema familiare.

5) Seduta familiare di conclusione

Infine viene svolta una seduta familiare di conclusione del percorso di consapevolezza delle problematiche relazionali presenti nel sistema. In questa occasione si prevede uno scambio tra genitori e figlio o tra i due partner, in cui ciascuno può esplicitare nei confronti dell'altro i propri ringraziamenti per esprimere l'affetto e l'accettazione, esporre le proprie mancanze, in una sorta di richiesta di perdono e, infine, proporre cambiamenti concreti da realizzare in sinergia con l'altro e/o con tutti i componenti del sistema con un movimento reciproco verso un funzionamento armonico delle relazioni familiari.

I percorsi paralleli di terapia del paziente designato e di presa in carico della famiglia si muovono con scambi e possibilità di evoluzioni e variazioni a seconda della specifica situazione, ma l'obiettivo comune è la consapevolezza della problematica relazionale che sottostà al sintomo di uso patologico della Rete, così da operare una modifica nel sistema che consenta un'evoluzione dell'approccio alla tecnologia verso una dinamica consapevole oltre alla necessità di ridurre o contrastare il sintomo. Il percorso di consapevolezza che porta al cambiamento dipende da molti fattori tra cui le risorse del sistema, le resistenze al mutamento, la dinamica relazionale con il terapeuta, perciò le tempistiche sono relative, anche se il protocollo predisposto considera in genere un anno o un anno e sei mesi di presa in carico.

3.3. TECNICHE E PRESCRIZIONI

Nel percorso predisposto lo psicologo può mettere in gioco alcune tecniche utili nel rapporto con il paziente e con la famiglia, capaci di facilitare la narrazione di sé e l'espressione delle proprie emozioni e dei propri vissuti.

3.3.1. Prescrizione della variazione di rituale

Con la tecnica di prescrizione del sintomo di cui abbiamo già parlato, avviene una variazione nelle tentate soluzioni messe in atto fino a quel momento dalla famiglia per porre fine all'uso patologico della Rete da parte dell'utente, paziente designato. Sulla stessa linea si gioca la tecnica della variazione di rituale, per cui una volta firmati gli accordi di prescrizione del sintomo, cambiano le carte in tavola e si chiede ai familiari di comportarsi all'opposto di quanto fatto fino a quel momento: prima controllavano che il soggetto non accedesse a Internet, cercando di limitarne l'uso e di impedire il perpetrarsi della condizione di disturbo, ora devono assicurarsi che il familiare usi la Rete con tutte le applicazioni concordate e per tutto il tempo stabilito, incoraggiando in maniera paradossale l'accesso a Internet anche quando l'utente non ne sente il bisogno. Si tratta perciò di una tecnica paradossale finalizzata, da un lato, a destabilizzare i ruoli sedimentati rispetto all'uso del Web e, dall'altro lato, a ridurre la dimensione di piacevolezza connessa all'uso di Internet, che diviene un obbligo regolato dal contesto familiare, per cui il sintomo diviene consapevole e controllabile.

3.3.2. Fotogramma

Riuscire a entrare in dialogo vis-à-vis con un ragazzo o un giovane adulto abituato a relazionarsi in maniera quasi assoluta con uno schermo può essere difficile e può facilmente divenire fallimentare. L'uso del Fotogramma consente di avviare una comunicazione con l'utente chiedendo di portare foto stampate, anche scaricate dal Web, che possano raccontare la sua storia con la tecnologia. L'indicazione da dare per la seduta successiva è: «Scegli 30 foto che riguardano te e la tua famiglia in rapporto alla tecnologia dall'infanzia ad oggi». Le foto portate devono essere stampate su carta in modo tale da poterle osservare insieme e da sistemarle in base alle preferenze o all'ordine cronologico, a seconda di come si imposta il racconto. Dalle foto, infatti, il soggetto può iniziare a narrare sé stesso, descrivendo le immagini portate, raccontando episodi di vita a esse collegate, le emozioni che esse suscitano e così via. Lo psicologo può guidare il racconto con alcune domande: «Perché hai scelto questa immagine? Che cosa rappresenta? Che cosa significa per te? Quali pensieri? Quali emozioni? A chi si riferisce? Quale immagine preferisci? Perché? A chi vuoi dedicarla? Quale immagine ti piace meno? Perché? A chi ti fa pensare? Mettile in ordine di importanza. Perché la prima, perché l'ultima?».

La narrazione di sé, suscitata dal non verbale e da ciò che le immagini evocano, è finalizzata a sostenere il soggetto nel suo percorso di acquisizione di consapevolezza delle proprie modalità di attaccamento alla tecnologia, riconoscendo via via come tale percorso sia affine allo stile di attaccamento familiare e all'evolversi nella propria storia delle dinamiche relazionali nel sistema familiare di riferimento.

3.3.3. Strategia del "come se"

Nel percorso dell'utente dal sintomo all'uso consapevole del Web questa tecnica è utile all'introspezione e ad aiutare il soggetto a vedersi diversamente da come ora viene inquadrato dalla famiglia e da sé stesso come paziente o utente patologico di Internet.

Si invita la persona a fare una fantasia, a entrare in una dimensione diversa, in cui *immaginare la propria vita senza Internet*. Si chiede di provare a visualizzare il quotidiano, momento per momento, affinché il soggetto possa acquisire dimestichezza con la concretezza della propria vita in una prospettiva diversa, possibile, in cui egli può immaginare, ma anche mettere in atto, comportamenti e situazioni piacevoli, impensabili nella sua vita online, modificando pian piano la propria condizione problematica e lavorando secondo l'idea della profezia che autoadempie.

Nel pensiero del soggetto si apre la via a modi di fare e di essere diversi da come egli stesso si è immaginato fino a quel momento e, dal pensiero, si avvia una nuova possibilità per la persona di *poter* cambiare il proprio modo di essere e di fare. Tale tecnica è utile soprattutto nelle Webcompulsioni che sono vissute dall'utente come opprimenti e angoscianti nella propria vita, ma da cui egli non riesce a staccarsi.

3.3.4. Inserire il reale nel virtuale

Tale tecnica consiste nell'introdurre aspetti della propria quotidianità concreta nel fantastico mondo online. L'obiettivo è di rendere la vita nel Web meno suggestiva e piacevole, associandola all'interazione con la quotidianità concreta e con le persone vicine presenti nella realtà offline, affinché l'uso della Rete non rimanga una via di fuga dalla vita familiare, per esempio: spronando il soggetto a parlare dei propri contatti virtuali usando i loro veri nomi e le loro caratteristiche fisiche reali, oppure chiedendogli di chattare con uno o più familiari, in particolare con quelli più restii all'uso di Internet, oppure invitandolo a svolgere attraverso la Rete almeno un'attività al giorno utile alla famiglia, come il pagamento di bollette online, la ricerca di informazioni per altri e così via.

3.3.5. Dai "desidero" ai "vorrei"

Durante il percorso, inizialmente si chiede al soggetto di pensare ed esprimere fino a cinquanta desideri, caratterizzati dall'idea che sia un qualcosa che vorrebbe fare ma non può, esplicitando anche il pensiero che sostiene i propri "desidero" e riflettendo sul perché non può realizzarlo.

I desideri devono quindi essere scritti seguendo regole precise: il desiderio deve essere personale e riguardare il soggetto, nella sua formulazione non può contenere il termine "non" e non deve utilizzare la parola "come" per paragonarsi ad altri.

In seguito si chiede di riprendere i desideri espressi per trasformarli in "vorrei", cioè di tramutare il pensiero che sostiene il desiderio agognato, idealizzato e ritenuto inarrivabile, in considerazioni concrete che permettano alla persona di scegliere e decidere che cosa realmente vorrebbe. Il "desidero" nella sua concezione di irraggiungibilità e fantasia è tollerato e alimenta illusioni pur mantenendo la persona nello stato di immobilità. Il "vorrei" mobilita invece all'azione e fa sì che per la persona che lo esprime si scateni un cambiamento, per cui rimanere nella situazione attuale diviene ingestibile e limitante.

Nel corso delle sedute, quindi, si stimola il soggetto a passare dai 50 "desidero" a 20-30 "vorrei", concreti e calati nella sua vita, in modo tale da poter arrivare, alla fine del percorso, a scrivere 5 "vorrei", scelti, ragionati, valutati con dei punteggi, disposti in ordine di importanza e definiti come obiettivi reali di azione, per cui la persona è ora in grado di attivarsi per raggiungerli.

Tale tecnica accompagna l'intero percorso terapeutico, costituisce un indicatore della trasformazione che il soggetto sta attuando e, al contempo, gli consente il cambiamento attraverso una riflessione e maturazione del proprio pensiero rispetto ai propri limiti, alla valutazione delle situazioni di impossibilità, fino al riconoscimento di risorse e all'individuazione di orizzonti di possibilità prima inesplorati.

3.3.6. Lettera dei "grazie"[3]

Questa tecnica riguarda il percorso da fare con la famiglia e, in particolare, con i genitori dell'utente. Dopo l'approfondimento sugli stili di attaccamento, si chiede ai genitori di pensare per poi concretamente scrivere, una lettera al figlio/a, una da parte di ciascun genitore.

L'ipotesi di fondo, che viene disvelata dal clinico nel corso delle sedute, è che il figlio nell'accollarsi il sintomo si è sacrificato per i genitori, cioè ha reso visibili con il suo comportamento patologico delle dinamiche relazionali familiari disfunzionali che in prima battuta coinvolgono i due genitori e la loro relazione di coppia. Quest'ultima, avendo accumulato criticità, conflitti o contrasti non esplicitati ma soffocati, ha bloccato il percorso evolutivo di individuazione e separazione del figlio dalla famiglia, necessario per potersi sganciare e realizzare come individuo autonomo. Il sintomo invece lo tiene ben saldo dentro la famiglia: Internet,

[3] Tecnica mutuata da un esercizio di Sibaldi (2012).

consentendo una forte evasione mentale e una fuga dalla realtà offline, fa sì che nella quasi totalità dei casi i soggetti rimangano incollati allo schermo quasi 24 ore su 24 ma dentro la propria abitazione, che molto spesso è la stessa dove vivono i genitori. Perciò si chiede ai genitori di scrivere nella propria lettera al figlio:

- *i propri grazie*: cioè i motivi per cui ringraziare il figlio, dai ricordi più lontani fino al momento attuale, argomentati con esempi ed episodi di vita condivisa, che possano restituire l'idea dell'affetto e del legame presente tra genitore e figlio, nonostante i contrasti e il sintomo, così da far emergere le emozioni;
- *i grazie sarcastici*: ossia esplicitare ciò che il genitore avrebbe voluto dal proprio figlio e per il figlio dalla nascita al momento attuale, riconoscendo quindi una serie di aspettative che ciascun genitore, in maniera più o meno consapevole, ha proiettato sul ragazzo e concretizzando ciò che al presente vorrebbe, dopo il percorso fatto, come genitore: «Vorrei avere da te...»;
- *da qui in poi*: serve a definire il cambiamento da parte del genitore, che scriverà come si comporterà da ora in poi e che cosa farà come genitore, cercando così di favorire il perdono da parte del ragazzo e il recupero di un legame positivo e costruttivo per entrambi: «Io cercherò di essere...».

Nei colloqui successivi si chiede a ciascun genitore di leggere la propria lettera all'altro, di confrontarsi su quanto espresso, unendo i due scritti in un'unica lettera che andranno poi a leggere al figlio nella seduta conclusiva. L'obiettivo è che la coppia si confronti emotivamente sulle tematiche che emergono, riuscendo a trovare un accordo e un'accettazione reciproca su quanto messo in gioco per il figlio e sul cambiamento reale che la famiglia sta attuando. Infine, la presentazione della lettera al figlio si pone come un rito attraverso cui i genitori chiedono perdono rispetto al percorso familiare che, loro malgrado, ha portato allo sviluppo del sintomo.

Tale tecnica nel suo contenuto fortemente emotivo offre la possibilità di una potente trasformazione del sistema, in quanto si basa sulla rielaborazione del percorso familiare in un'ottica di riconoscimento delle mancanze di ciascuno e di richiesta di perdono, senza attribuzioni di colpa e vittimizzazioni.

3.3.7. Lettera di "perdono"

Nel percorso terapeutico del soggetto, come ultimo passaggio, si chiede di formulare una lettera di perdono rivolta ai familiari, in cui la persona scrive i fatti, le parole, i comportamenti, i vissuti emotivi che ha provato su di sé in famiglia e che ora può finalmente perdonare ai propri genitori. Tale lettera può essere successiva alla seduta di conclusione delle sedute familiari, in quanto il percorso individuale di solito si prolunga rispetto a quello familiare, inoltre non si prevede una seduta di lettura della lettera, ma spetta al figlio decidere se consegnarla o meno ai genitori.

L'obiettivo è di favorire il passaggio mentale, ma soprattutto emotivo, alla condizione di accettazione del proprio percorso e quindi di perdono dei familiari e delle dinamiche relazionali che hanno condotto la persona non solo allo sviluppo del sintomo patologico, ma anche alla creazione di dinamiche di bisogno, di carenza e di fragilità che con Internet hanno trovato soddisfazione, riempimento e contenimento.

3.4. LA NARRAZIONE E RINARRAZIONE TERAPEUTICA

Il filo conduttore del percorso proposto sia al paziente che alla famiglia è quello della narrazione dei propri vissuti, utile per l'acquisizione di una graduale consapevolezza di quella che è stata la propria storia emotiva, affettiva e relazionale, che li ha portati alla necessità di richiedere un aiuto psicologico. Le interviste semistrutturate e alcune delle tecniche proposte favoriscono l'avvio di un dialogo con lo psicologo, improntato all'introspezione e all'esplorazione via via più profonda dei vissuti emotivi che sono alla base dei comportamenti relazionali più o meno inadeguati o disfunzionali.

1) Narrazione di sé

Nei colloqui individuali la narrazione di sé viene sostenuta dalle interviste *Internet Trap Interview*, *Adult Attachment Interview* e dall'utilizzo del Fotogramma. L'obiettivo è che il soggetto si racconti, dall'infanzia fino al momento attuale, facendo emergere la propria vita relazionale in famiglia insieme con l'evolversi del proprio uso della tecnologia e riflettendo inoltre sui vissuti emotivi personali associati ai singoli episodi e alle circostanze di vita che li hanno accompagnati. In questo modo durante il percorso terapeutico si dipana la narrazione del paziente rispetto alla problematica portata e al contesto familiare in cui è inserita.

2) Rinarrazione terapeutica

In seguito, quando si è verso la conclusione del percorso, per cui lo psicologo comprende che si è avviato il cambiamento desiderato rispetto a quanto portato dal soggetto e dalla famiglia, viene chiesta al paziente un'ulteriore narrazione, scritta, di quanto affrontato insieme. L'obiettivo è che il soggetto ripercorra mentalmente quanto è emerso nel tempo di presa in carico, riuscendo a reinserire la tecnologia nella sua vita e nel ciclo di vita familiare al di fuori della connotazione patologica; in altre parole, riuscendo a identificare l'abuso di Internet come sintomo di una problematica relazionale più profonda entro il contesto familiare. Nel percorso terapeutico il soggetto può aver riconosciuto i propri bisogni sottesi al sintomo e quindi può riuscire ora a recuperare un rapporto con la Rete maggiormente funzionale e adeguato rispetto al contesto di vita. La rinarrazione scritta diviene uno strumento potente attraverso il quale il soggetto si rende cosciente del percorso affrontato, può imparare ad accettare la propria storia, i propri vissuti, la sofferenza, la solitudine, la rabbia e tutto il carico emotivo che l'ha portato a una condizione di grave bisogno, isolamento, depressione e/o vuoto interiore, fino ad arrivare al perdono di sé e dei familiari. La lettera del perdono può essere una parte finale di questa rinarrazione o essere disgiunta da essa come momento ancora successivo rivolto alle figure genitoriali.

Il percorso individuale si conclude in genere dopo un anno o un anno e mezzo dalla presa in carico e prevede delle sedute di follow up a tre, sei e dodici mesi dalla conclusione, come monitoraggio del cambiamento e verifica della situazione di vita raggiunta ora dal soggetto nel rapporto con Internet e nel sistema familiare. Utile alla valutazione dell'esito a sei mesi può essere la somministrazione dell'ITT2 per verificare, tramite i punteggi e l'analisi qualitativa delle risposte, la modificazione nell'uso della Rete e delle sue applicazioni.

Capitolo 4
Esempi di casi clinici

Giuseppe Lavenia, Stefania Stimilli

4.1. CASO 1: ANDREA[1]

I genitori di Andrea vengono indirizzati al Centro per le dipendenze tecnologiche dopo diversi consulti con il medico di base. Arrivano disperati. Carla, la mamma, è sconfortata, non sa più cosa fare, non comprende quel figlio sempre rinchiuso nella sua stanza, né riesce più a contenere la rabbia del marito, Aldo, che, a suo dire, non dorme da mesi per le urla e i colpi sul muro nel mezzo della notte.

La prima domanda che pongono riguarda come poter chiedere un ricovero in psichiatria. La signora racconta concitata che la situazione va avanti da tempo, ma nell'ultimo periodo è diventata insostenibile. Non riconosce più suo figlio, sempre rinchiuso in casa a giocare con il computer, completamente dipendente da esso; non parla più neanche con lei, non esce di casa e ha lasciato l'università. Il padre trattiene a stento la rabbia, precisa che è la moglie ad averlo trascinato lì, mentre per lui l'unica soluzione sarebbe quella di chiamare i carabinieri nel bel mezzo della notte, quando il figlio inizia a urlare frasi senza senso e a sbattere qualsiasi cosa sul muro, per farlo rinchiudere da qualche parte, togliergli finalmente il computer, così da calmarlo e, forse, fargli tornare la ragione.

Nell'indagine iniziale emerge che i due genitori non sanno che cosa il figlio faccia tutto il giorno, poiché sostengono semplicemente che "gioca con il computer", senza conoscere a che cosa gioca, per quanto tempo, quali applicazioni utilizza o quali altre attività online eventualmente porta avanti, tanto meno riescono a comprendere la causa delle urla notturne. Descrivono il ragazzo

[1] Per motivi di riservatezza sono stati usati nomi di fantasia.

come molto aggressivo nell'ultimo periodo e la signora inizia a temere che diventi pericoloso per sé stesso o nello scontro con il padre. La madre compie dei tentativi per tranquillizzare il figlio e lo supplica di spegnere il computer almeno la sera; invece le strategie impiegate sinora dal padre consistono nello staccare la corrente, fino al caso estremo di provocare un corto circuito infilando un cacciavite in una presa di corrente per evitare che il ragazzo riattivi il contatore generale. Le soluzioni provate dai genitori consistono, quindi, in tentativi di eliminare completamente il computer. In questo primo colloquio l'obiettivo è di portare la domanda su un altro piano: come mai questo figlio si è chiuso così in sé stesso, fino a rinchiudersi fisicamente in casa, giorno e notte, in un'età in cui i ragazzi sono sempre fuori di casa a sperimentare sé stessi?

Così inizio a conoscere la storia di Andrea, 22 anni, studente alla facoltà di economia a venti chilometri di distanza da casa, che sembra avere abbandonato l'università oramai da anni, dopo i primi mesi di frequenza delle lezioni. Andrea appare come un ragazzino minuto, pallido, con gli occhi scuri piccoli piccoli, lo sguardo sempre rivolto a terra, ma piuttosto vispo. Arriva con la madre, nascosto dietro la donna, mentre il padre ci raggiunge dopo alcuni minuti, avendo preso un'altra auto per evitare il viaggio con il ragazzo. I genitori riescono a portare Andrea in studio dopo che, nel primo colloquio, erano state stabilite con loro alcune regole:

- Il figlio non ha una dipendenza: «Non dovete dire ad Andrea che è dipendente dal computer. Non si tratta di questo».
- Il computer non è il problema: «Dite pure ad Andrea che il dottore non ha alcuna intenzione di togliergli il computer. Anche voi genitori, se vogliamo iniziare questo percorso insieme, dovete essere d'accordo che Andrea potrà continuare a usare il computer».
- Occorre fare un accordo sull'uso del computer: «Potete dire che il dottore vuol fare un contratto con voi e con lui».

Nel primo incontro con il ragazzo, alla presenza dei genitori, chiedo che cosa gli piace fare con il computer. Inizialmente, davanti ai suoi, fa fatica ad aprirsi, finché i genitori stessi non ammettono che non hanno idea di che cosa si può fare con il computer collegato alla Rete. Andrea quindi inizia a raccontare dei giochi di ruolo (Gdr) e di alcuni suoi personaggi, poi con tranquillità afferma che gioca al massimo per quattro o cinque ore, più spesso di notte, mentre durante il giorno scarica musica, legge articoli, parla con gli amici su Facebook e Messenger. Ultimamente si è documentato sull'alimentazione e la forma fisica, per cui un po' di tempo lo dedica anche agli esercizi fisici; inoltre guarda molti video e crea personaggi da rivendere online per il Gdr che frequenta, tanto che è riuscito a mettere da parte più di duemila euro.

Carla e Aldo rimangono ammutoliti. Già nella prima mezz'ora emerge un mondo a loro sconosciuto, in cui Andrea vive e interagisce con altri: non è più solamente un mostro senza interessi, solitario, emarginato e potenzialmente pericoloso. Con il computer è molto bravo e riesce a sfruttare queste sue capacità. Anche i genitori ora possono accettare che Andrea continui ad usare il PC, ma occorrono alcune regole condivise. Chiedo a ciascun genitore quali sarebbero per lui i tempi appropriati di connessione e che cosa vorrebbe chiedere al ragazzo di fare nel tempo liberato dall'uso del computer. La discussione è lunga e in alcuni momenti molto accesa, giungere a un accordo non è facile.

Infine riescono a stabilire un patto che tutti e tre dovranno rispettare. I genitori si impegnano a concedere che il figlio rimanga collegato ancora per molte ore, ma richiedono che partecipi in parte alla vita familiare, tenendo almeno aperta la porta della camera, sistemando la stanza e cenando insieme a loro una volta alla settimana. Andrea sembra per lo più rassegnato all'idea che i genitori non possono capire che cosa realmente lui riesce a fare con il suo computer e, durante la contrattazione, prova a far emergere alcune delle molteplici attività che svolge in Rete, dichiarando che ha degli impegni rispetto ai contatti via chat, alla creazione degli avatar, al livello raggiunto nel Gdr che si svolge principalmente nelle ore serali, e ripete di avere interessi che vuol coltivare documentandosi in Internet. Concede di partecipare alla cena solo se lui stesso potrà preparare qualcosa, in quanto dichiara di seguire una propria dieta.

La madre accetta con piacere quest'ultima proposta in quanto ricorda che, quando era più piccolo, gli piaceva cucinare con lei; il padre rimarca l'importanza che venga limitato il tempo notturno per evitare le grida nel pieno della notte. Aldo sembra non fidarsi della capacità del figlio di rispettare gli orari notturni stabiliti; da parte sua Andrea si mostra sprezzante verso il padre, accetta le condizioni apparentemente solo per tranquillizzare la madre e per poter continuare le sue attività in Rete.

Chiedo per quanto tempo, secondo loro, possiamo considerare validi gli accordi definiti, in cui Andrea deve rispettare i tempi e le regole stabilite, ma anche i genitori devono controllare che effettivamente il figlio utilizzi il computer in tutti gli orari indicati. Carla si rassegna all'idea che il figlio non abbia alcuna intenzione di riprendere gli studi, ma spera che almeno segua il percorso terapeutico. Il padre vorrebbe che Andrea pensasse anche a un lavoro fuori casa, ma lui stesso si rende conto che non è questo il momento, smette di parlarne e propone di provare con questi accordi almeno per sei mesi. Andrea dichiara che può rispettare i tempi richiesti senza problemi se i genitori cessano di chiamarlo frequentemente, di rimproverarlo o di discutere tra loro. Afferma che il problema sono i loro continui litigi, in cui cercano di immischiarlo, per cui è disponibile a seguire il percorso solo se anche i genitori faranno una terapia.

L'accordo è firmato, il ragazzo sembra coinvolto e porta con sé la sofferenza del sistema familiare, il patto con la famiglia è stabilito e il percorso terapeutico prende avvio per tutti i componenti (si veda fig. 4.1).

FORMAT DI PRESCRIZIONE DEL SINTOMO: giochi di ruolo online				A PARTIRE DA: 05/04/2017 PER: 6 mesi fino a settembre 2017
USO DEL PC	QUANDO: giorni	Lunedì – martedì – giovedì – venerdì	Sabato e domenica	Mercoledì
	QUANTO TEMPO OGNI GIORNO: quante ore, a che orario	9 ore: 1 mattino 11:00-12:00 4 pomeriggio 15:00-19:00 4 sera 21:30-01:30	7 ore: 4,5 ore pomeriggio 14:30-19:00 1 dopocena 20:30-21:30 1,5 notte 01:30-03:00	8 ore: 1 mattino 11:00-12:00 3 pomeriggio 15:00-18:00 4 sera 21:30-01:30
	DOVE: a casa, a scuola, ecc.	A casa, in camera	A casa, in camera	A casa, in camera
	COSA PUÒ FARE: quali applicazioni	Facebook e chat 1,5 ore YouTube, video, musica, info, ecc. 2 ore Avatar per Gdr 1,5 ore Gdr 4 ore	Facebook e chat 1 ora YouTube, video, musica, info, ecc. 2 ore Avatar per Gdr 1 ora Gdr 3 ore	Facebook e chat 1 ora YouTube, video, musica, info, ecc. 2 ore Avatar per Gdr 1,5 ore Gdr 3,5 ore
	NOTE:	La sera gioca al massimo fino alle 01:30 Il martedì partecipa alle sedute dallo psicologo alle 18:00 e recupera l'ora al computer la sera dalle 21:00 alle 02:00	La notte può giocare fino alle 03:00, prima può uscire se vuole	La sera gioca al massimo fino alle 01:30 Aiuta a preparare la cena e mangia con la famiglia
	La mattina può dormire, ma quando si alza sistema la sua camera. Durante il giorno tiene la porta della camera aperta, ma i genitori non devono chiamarlo o disturbarlo se non per motivi gravi. Tranne i mercoledì, può continuare a mangiare da solo, anche in camera, se poi pulisce. Anche i genitori devono seguire il percorso terapeutico			
USO DELLO SMARTPHONE	Non problematico I genitori chiedono che Andrea risponda loro al telefono quando sono fuori casa e hanno bisogno di chiamarlo, ma solo per motivi urgenti			
CONCORDATO DA:	Padre	Madre	Figlio	Firma dello psicologo per sigillare il contratto
FIRME				DATA 03/04/2017

Figura 4.1 – Format di prescrizione del sintomo di Andrea.

4.1.1. Lettura del sintomo

Nelle sedute individuali emerge tutto il carico di sofferenza del ragazzo, il quale fa esplodere la sua rabbia quando nelle sessioni di gioco online non riesce a raggiungere gli obiettivi prefissati e rimane sconfitto: solo in quei momenti si concede di urlare e picchiare contro il muro, per sfogare la rabbia e la delusione del suo non riuscire, neanche nel suo mondo online, che ora rappresenta buona parte della sua vita. Nel suo Gdr è un esperto nella creazione di personaggi e si è fatto un nome, guadagna anche bene, quindi la considera una buona attività. Eppure anche lì, anche in quel suo mondo così importante, gli capita di arrivare a dei livelli che non riesce a superare e si blocca, così come gli è successo nella vita reale con i compagni alle superiori, nello sport, all'università. È in quel momento che non può più trattenere la sua rabbia, una rabbia accumulata da tempo.

Ha abbandonato dopo pochi mesi l'università perché non ha retto il ritmo, il confronto, la competizione e tutto quello che gli si chiedeva in termini non solo di prestazione ai corsi e agli esami, ma anche nel contatto continuo con i compagni. Ma la ferita risale ancora prima nel tempo, perché in passato con i coetanei si è sentito piccolo, inutile, deriso e incapace di difendersi: vittima dell'ennesimo meccanismo di bullismo, vissuto completamente da solo, in quanto in quella occasione ha capito di non poter contare sulla propria famiglia.

Nel suo racconto la madre appare debole e vittima di un padre incapace e indifferente. La preoccupazione di Andrea non è solo per sé stesso, ma soprattutto per la madre. La vede sola e triste, esageratamente apprensiva e continuamente preoccupata di ciò che può succede a lui o a suo fratello maggiore, il quale comunque fa la sua vita, si è costruito una famiglia e vive a cento chilometri di distanza da loro; pertanto la madre oramai ha solo lui da tormentare con le sue paure. Considera il padre un inetto, che si scalda tanto urlando minacce verso tutti, senza poi avere il coraggio di fare niente.

Dopo più di un anno di terapia emerge la ferita che ha provocato la chiusura completa del rapporto con il padre: nel periodo in cui è stato vittima di episodi ripetuti di bullismo, tanto da richiamare l'attenzione degli insegnanti e non poter più nascondere di essere perseguitato dai compagni, il padre non è intervenuto in alcun modo, non si è neanche presentato quando la scuola lo ha chiamato e Andrea è rimasto completamente indifeso fino a quando non è terminato il ciclo di studi.

Da questo episodio il ragazzo ha capito di doversela cavare da solo: ha provato a iniziare il percorso universitario, ma solo in Rete ha trovato il modo di riuscire, e anche bene, in alcune attività e si è reso conto che non valeva la pena di continuare a soffrire per provare a dimostrare qualcosa in un percorso di studi che non gli interessava affatto. Inoltre, rimanendo in casa riusciva a monitorare la situazione familiare, i litigi tra i genitori e le preoccupazioni della madre. In questo modo, Andrea ha gradualmente sostituito la sua quotidianità con una vita spesa completamente online, sperimentando un'efficacia e un valore di sé riconosciuti nelle proprie attività in Rete, a differenza di quanto vissuto concretamente nelle esperienze scolastiche, nelle relazioni con i pari e nei rapporti familiari, attraverso i quali la propria autostima è crollata e con essa la capacità e la motivazione a sperimentare sé stesso nella vita reale.

Il sintomo si innesca quindi in una storia di svincolo adolescenziale dalla famiglia di origine, in cui il ragazzo non trova la base sicura da cui partire per potersi sganciare, in quanto non si sente difeso dal padre in situazioni di scontro e sofferenza con la realtà esterna dei pari. D'altra parte la figura materna risulta debole e bisognosa della presenza del figlio per poter contenere uno stato emotivo depresso-ansioso che si è acuito con l'uscita dal nucleo familiare del figlio maggiore. Con la presenza costante in casa di Andrea, la preoccupazione materna viene arginata. Contemporaneamente il padre rimane più tempo fuori casa, diminuiscono le liti di coppia tra i genitori e Andrea costruisce una propria identità e il proprio senso di autoefficacia nelle attività online, confinando sé stesso nella propria stanza dove allestisce tutto ciò che gli serve per vivere: una palestra per fare esercizi, un mini frigo, il computer e la Rete Internet.

Il sintomo si stabilizza, mentre trascorrono più di due anni in cui la famiglia si riorganizza intorno a queste dinamiche che portano vantaggi secondari per tutti i componenti, ma che d'altro canto acuiscono le conflittualità interne che rimangono inespresse.

Tra i vantaggi troviamo lo svincolo del fratello maggiore, la costruzione di un'identità online positiva per Andrea, il contenimento della preoccupazione della madre, la drastica riduzione delle liti genitoriali, l'allontanamento del padre dalle vicende e preoccupazioni familiari. Andrea è, però, un ragazzo di 22 anni e tra i suoi bisogni evolutivi vi è lo svincolo dalla famiglia, quindi il sintomo in qualche modo tenta di spezzare il nuovo equilibrio del sistema. Ciò avviene quando anche nella propria identità online Andrea non riesce a vedersi vincente e fa esplodere la propria rabbia nelle sessioni di gioco notturno, andando a rompere il silenzio familiare che si è creato intorno al suo rinchiudersi in casa. Sono proprio le urla notturne, infatti, che portano il nucleo familiare a richiedere un intervento terapeutico.

4.1.2. Terapia familiare

Il percorso con i genitori si sposta su sedute individuali, poiché la conflittualità è molto alta ed è difficile farli proseguire negli incontri di coppia. Singolarmente, invece, sia Carla che Aldo partecipano e fanno emergere storie di sofferenze importanti.

Carla è un'ex insegnante, ha abbandonato la professione quando aveva i figli piccoli per poterli seguire nella crescita, poi non ha più ripreso il lavoro. Nonostante i continui litigi e le incomprensioni, Aldo è il suo pilastro cui si aggrappa nei momenti di sconforto, ma che in alcune situazioni vede molto fragile e sente di dover difendere dagli attacchi esterni per evitare le sue esplosioni di rabbia. Nell'ultimo periodo la donna ha nascosto ad Aldo quanto tempo Andrea trascorresse in casa collegato al computer, per evitare che il marito si arrabbiasse troppo con il figlio. Dalla storia di vita di Carla emerge un lutto importante durante l'infanzia: il fratello poco più grande di lei è morto in un incidente stradale mentre era fuori con gli amici. Tale sofferenza sembra non essere mai stata completamente elaborata dalla famiglia della donna, che si è chiusa completamente, tanto che la stessa Carla non si è svincolata dal nucleo di origine, ma rimane ancora fortemente legata ai propri genitori che vivono a poca distanza da lei e richiedono continuamente la sua presenza perché anziani e sofferenti.

La depressione della donna è collegata a queste vicende della famiglia di origine e la modalità ansiosa apprensiva verso i figli si sviluppa in relazione alla preoccupazione che possa succedere loro qualcosa di terribile, così come è successo a suo fratello. In questo scenario emotivo-relazionale la presenza costante di Andrea in casa diviene per Carla un sedativo importante per i propri stati ansiosi, mentre le liti con il marito, scatenate principalmente dalle modalità apprensive della donna, consentono a lei stessa un'attivazione dal proprio stato depressivo. Per aiutare Carla, si propone una terapia individuale per l'elaborazione del lutto avuto durante l'infanzia e il supporto al cambiamento familiare in relazione allo svincolo necessario al figlio Andrea per la sua evoluzione personale.

Gli incontri con Aldo inizialmente risultano più difficoltosi. Ciò che emerge da subito è la sua esclusione dalla coppia e dalla famiglia, poiché è la moglie a tenere le redini di tutto: apprensiva e ipercontrollante, tende a estromettere il marito dalle vicende familiari, tanto che Aldo non sa come, a un certo punto, si è trovato ad avere entrambi i figli contro. In questa situazione è stato naturale per lui buttarsi nel suo lavoro di contabile, nel quale non si sente un gran talento, ma se la cava bene; in maniera onesta ha reperito diversi nuovi clienti, accumulando una mole di lavoro che lo tiene sempre più tempo fuori casa, così come ha fatto suo padre che per lui non c'è mai stato.

Nel suo percorso Aldo, pian piano, scopre il bisogno di riprendersi il proprio ruolo di padre e di tornare attivo nel rapporto con i figli. Ammette che egli stesso si è escluso, soprattutto per paura di non essere all'altezza delle aspettative dei figli, e riconosce di saper veramente poco della loro vita, del loro percorso di crescita, dei loro desideri e interessi. In un confronto con la moglie Aldo viene a conoscenza, dopo anni, degli episodi di bullismo di cui Andrea era stato vittima durante la scuola, ma che la moglie gli aveva tenuto nascosti, si avvicina alla sofferenza di Andrea e si rammarica di non aver potuto far niente per suo figlio. Nel rapporto con la moglie racconta la fatica di sostenersi a vicenda e di riconoscersi come coppia; nonostante gli errori e le incomprensioni, si rende conto di avere sempre assecondato Carla per paura che lei non ce la facesse o che lo lasciasse solo, e manifesta quanto, nonostante tutto, il legame con lei sia ancora importante.

4.1.3. Rinarrazione

Carla nella rinarrazione personale della sua storia si lascia prendere dalla commozione e dalla propria sofferenza di bambina per la perdita del fratello, ma anche per essere rimasta bloccata per anni dentro quell'angoscia familiare. Scatta in lei la comprensione verso il figlio Andrea, anch'egli come lei bloccato in casa. Con ciò si rende conto della necessità di lasciare, pian piano, andare questo figlio che si è così tanto preso a cuore la sua pena. Quindi il percorso di Carla procede verso una propria evoluzione e realizzazione personale, che in tanti anni ha sacrificato per proteggersi dalla paura che qualcosa di terribile potesse accadere a suo marito, ai suoi figli o ai suoi genitori. Verso la fine della terapia, infatti, Carla, riprende la propria attività di insegnante, impartendo lezioni private a domicilio a bambini e ragazzi in difficoltà.

4.1.4. Lettera di "perdono"

Per Aldo l'evoluzione dalla rabbia alla comprensione del figlio per poter realizzare un riavvicinamento emotivo e reale con il ragazzo passa attraverso la narrazione dei propri errori, desideri e della propria volontà di ricostruire il rapporto con Andrea. Il padre impiega mesi per comporre la lettera da leggere al figlio: una lettera in cui ammette la propria rabbia per non essere stato un buon padre, allo stesso modo di suo padre, che lui ha tanto disprezzato, chiede scusa per non aver compreso la sofferenza del figlio e chiede perdono per gli errori fatti da padre. Aldo, nella seduta in cui legge la lettera ad Andrea, più volte si blocca, travolto dalla commozione, e ciò rivela al figlio quanto il padre si è messo in gioco nel suo percorso. L'incontro diviene trasformativo per le sofferenze di entrambi, poiché padre e figlio riescono finalmente a comprendersi reciprocamente per poter così ripartire nel loro rapporto. Concretamente Aldo si avvicina agli interessi di Andrea, scoprendo la sua passione per la cucina; si attiva, quindi, per aiutarlo a trovare un corso da chef e lo sostiene nell'iscrizione e nel percorso.

Dopo due anni di terapia Andrea è pronto a lasciare la casa dei genitori, si trasferisce in una città a duecento chilometri di distanza per iniziare la sua nuova avventura da chef. Aldo lo chiama quotidianamente per sapere come se la cava e per sostenerlo prima degli esami e delle prove culinarie. In due anni Andrea si specializza ed entra nel giro dei ristoranti stellati con diverse trasferte all'estero; le urla notturne sono solo un ricordo, ma il computer lo porta sempre con sé, indispensabile per mantenere i contatti con i nuovi amici e con i familiari e, quando torna a casa esausto dal lavoro, si concede delle sessioni di gioco per rilassarsi. La Rete non rappresenta più un mezzo di fuga o un'alternativa alla sua vita reale, oramai ha trovato la sua strada e, soprattutto, ha riconosciuto il proprio valore anche offline. E una cosa lo stupisce positivamente: nonostante la sua uscita da casa, i suoi genitori sono ancora insieme e ora più che mai sembrano una coppia.

4.2. CASO 2: FILIPPO[2]

Filippo arriva in terapia per una gastrite resistente ai farmaci, per cui il medico di base gli consiglia un approccio psicosomatico per poter affrontare il problema fisico che lo tormenta da più di sei mesi. Filippo ha 23 anni, sembra più grande della sua età, molto curato nei modi e nell'abbigliamento, il suo lessico rivela un bagaglio culturale importante. Nel primo colloquio emergono diversi elementi della sua storia: inviato per la gastrite e il mal di stomaco, ammette che nell'ultimo periodo ha decisamente aumentato il suo consumo di alcol, che riserva esclusivamente ai fine settimana. Da due anni è tornato a vivere nella casa di famiglia, non ne è felice, ma è una casa grande e può concedersi ciò che vuole, la sua è una famiglia più che benestante. I punti da approfondire sono molteplici: che cosa fa a casa? come mai è tornato? cosa faceva prima? Dall'indagine approfondita emerge il rapporto patologico con la tecnologia.

4.2.1. Tecnologia e contesto familiare

Nella sua adolescenza Filippo è un ragazzo brillante e annoiato, frequenta una scuola privata dove non trova motivazioni. Raggiunge gli obiettivi minimi senza alcuno sforzo e i suoi interessi riguardano la lettura e la letteratura, senza avere alcuno stimolo a frequentare i pochi compagni. In casa trascorre il suo tempo in Rete: a 17 anni si appassiona al poker online, studia le strategie e in breve raggiunge i massimi livelli di gioco. A 18 anni va a vivere da solo in quanto

[2] Per motivi di riservatezza sono stati usati nomi di fantasia.

il gioco d'azzardo online diviene per lui un vero e proprio lavoro attraverso il quale guadagna molti soldi: la sua strategia vincente consiste nel trascorrere tutto il suo tempo collegato al poker online, in questo modo gli vengono riconosciuti crediti e somme da investire nuovamente nel gioco. Perciò continua ad accumulare soldi che non sa neanche come spendere in quanto non ha una vita nella realtà e trascorre tutto il suo tempo in Rete. In queste interminabili ore, il giorno e la notte sempre connesso a Internet, continua le sue letture. Racconta, però, che questa è una storia vecchia in quanto sono più di due anni che non gioca, pur ammettendo che il gioco era l'unica cosa che lo faceva sentire vivo. Che cosa succede dopo? Qual è il contesto familiare e relazionale di Filippo?

Filippo racconta che due anni prima ha perso in un solo colpo duecentomila euro; decide quindi di smettere con il poker online e di tornare a casa. Nello stesso periodo la madre raggiunge l'età della pensione: abituata alla frenesia del lavoro fuori casa, si trova a dover affrontare una nuova dimensione di vita. Le attività culturali sono per lei molto stimolanti, ma smette di dedicarvisi quando scopre che il marito la tradisce da anni. Il padre, da sempre impegnato nella politica estera, risulta completamente assente dalla vita familiare. Filippo ammette di sapere da tempo dei suoi tradimenti, ma di aver tenuto il segreto per evitare uno stravolgimento familiare: in fondo pensava che anche la madre si fosse fatta la sua vita visto che il padre era sempre assente. Di fatto, però, la donna entra in un profondo stato depressivo, trascorre gran parte delle giornate chiusa in casa e a letto. Filippo le fa un po' di compagnia, almeno durante la settimana, mentre a volte nel fine settimana il padre torna a casa e i due coniugi fingono di essere una coppia, poiché la madre non ha mai detto al marito di averlo scoperto. Di conseguenza, nel fine settimana Filippo ha del tempo per sé stesso, ma per lo più non sa che farsene e colma il proprio vuoto riempiendosi di birra. Riconosce che grazie alla sua agiatezza economica potrebbe concedersi vini e liquori pregiati, ma sceglie la birra perché gonfiandolo attenua la sua sensazione di vuoto interiore.

4.2.2. Lettura del sintomo

La lettura del contesto fa emergere il profondo malessere del ragazzo, il quale fin dalla prima adolescenza si sente tradito dalle sue relazioni significative scoprendo che i genitori vivono nella finzione e nella menzogna; perciò perde fiducia in loro e in sé stesso, sviluppando un tratto depressivo. Su queste basi si inserisce un utilizzo patologico della tecnologia. Il poker in Rete, infatti, si struttura come meccanismo antidepressivo attraverso il quale Filippo si attiva e si sente vivo, riuscendo a dissimulare le proprie sofferenze interiori. Il gioco online consente un'attivazione adrenalinica dovuta al rischio di impiegare somme di denaro e all'eccitazione per le possibili vincite; tale brivido interiore funge da incentivo all'azione di gioco al di là della reale vincita o perdita. Il meccanismo risponde al bisogno di mantenere costante l'eccitazione, aumentando l'importo delle somme giocate, il numero di partite e il livello di competizione. Una volta giunto ai massimi livelli del poker, quindi, Filippo perde interesse per il gioco, proprio perché viene meno il meccanismo di attivazione e di eccitazione che lo rende vivo. Riconosce, infatti, che dopo aver chiuso con il gioco si è sentito molto giù e si è riavvicinato a sua madre, anche lei travolta dalla depressione.

Nella sua situazione Filippo risolve da solo la dipendenza dal gioco d'azzardo online, ma di fatto non si prende cura del bisogno sottostante, si osserva quindi una migrazione del sintomo. Permane lo stato depressivo sul quale si è innescato il meccanismo di gioco e si è strutturato il comportamento dipendente collegato all'uso del poker online. Dalla dipendenza dal gioco Filippo passa alla dipendenza dall'alcol, che ancora non riconosce pienamente, ma che concretamente lo porta in terapia attraverso i disagi fisici conseguenti al proprio bere smodato. Occorre del tempo prima che il ragazzo riesca a riconoscere come problematico il bere oltre trenta birre ogni fine settimana. Anche in questo frangente la strategia terapeutica per estinguere il comportamento dipendente non si basa sulla privazione dell'oggetto, in altre parole la birra non viene proibita, piuttosto si propone un accordo tra terapeuta e paziente.

La prescrizione del sintomo riguarda, in questo caso, principalmente il consumo di birra, ma viene discusso anche l'uso delle applicazioni di gioco online. L'accordo consiste nel limitare il bere consentendo ogni fine settimana solo tre birre, che Filippo può decidere come e quando consumare. Si patteggia anche una limitazione dei giochi da smartphone che il ragazzo utilizza a tutte le ore, stabilendo un limite a quattro ore di gioco giornaliere (si veda fig. 4.2).

FORMAT DI PRESCRIZIONE DEL SINTOMO: birra e giochi online			A PARTIRE DA: 18/09/2017 PER: 3 mesi
USO DEL PC	QUANDO: giorni	Da venerdì sera a domenica sera	Altri giorni della settimana
	COSA:	3 birre da 0,75 l	Evitare altre bevande alcoliche
	COME:	Da consumare in casa, non una di seguito all'altra	
	NOTE:	Provo a scrivere pensieri ed emozioni collegati al bisogno di bere	In genere non ho problemi collegati al bere birra
GIOCHI DA SMARTPHONE	QUANDO: giorni	Tutti i giorni	
	COSA PUÒ FARE:	Uso dei giochi online	
	QUANTO TEMPO OGNI GIORNO	4 ore totali al giorno: 12 sessioni da 20 minuti distribuite durante la giornata	
	NOTE:	Scrivo gli orari in cui gioco con il cellulare. Provo a scrivere emozioni e pensieri dopo aver terminato la sessione di gioco	
CONCORDATO DA:	Filippo	Firma dello psicologo per sigillare il contratto	DATA
FIRME			14/09/2017

Figura 4.2 – Format di prescrizione del sintomo di Filippo.

4.2.3. Terapia individuale

Il lavoro terapeutico si struttura come percorso individuale, in quanto fin dall'inizio Filippo afferma di aver richiesto aiuto per sé stesso e di non voler coinvolgere i suoi genitori. La strada da percorrere è ancora lunga, poiché si tratta per questo ragazzo di strutturare un proprio senso di sé e di costruire un vero e proprio progetto di vita. Oltre alle sue letture e al poker, Filippo non ha mai fatto niente nella vita e ancora non sa che cosa gli interessa e cosa potrebbe realmente realizzare di sé stesso. Il fatto che i genitori non siano concretamente coinvolti nella terapia non significa che il ragazzo non debba lavorare emotivamente su queste relazioni. Al contrario, già dopo poche sedute gli viene proposto di scrivere una lettera ai genitori, per la quale impiegherà alcuni mesi di terapia. Attraverso questa strategia è possibile avviare un percorso in cui Filippo è stimolato a pensare, ricordare ed elaborare una serie di ringraziamenti da fare ai suoi genitori, per riconoscere il valore di questi affetti e relazioni e di conseguenza riappropriarsi del valore di sé. In seguito, unitamente ai ringraziamenti, Filippo dovrà elaborare ciò che non funziona nel suo rapporto con la madre e in quello con il padre, esplicitando concretamente che cosa non gli va bene e che cosa vorrebbe da loro. Questo percorso lo porterà ad analizzare i propri bisogni interiori fino a poterli esprimere ad alta voce, arrivando forse anche a leggere la lettera ai suoi genitori.

Bibliografia

AMERICAN PSYCHIATRIC ASSOCIATION (2013), *DSM-5. Diagnostic and statistical manual of mental disorders (5th ed.)*, American Psychiatric Publishing, Arlington, VA (ed. it. *DSM-5. Manuale diagnostico e statistico dei disturbi mentali, quinta edizione*, Raffaello Cortina, Milano, 2014).

BERTALANFFY L. VON (1969), *General system theory*, Braziller, New York (trad. it. *Teoria generale dei sistemi*, Mondadori, Milano, 1983).

BOWLBY J. (1969), *Attachment and loss. 1: Attachment*, Hogarth Press, London (trad. it. *Attaccamento e perdita. 1: L'attaccamento alla madre*, Boringhieri, Torino, 1972).

BOWLBY J. (1973), *Attachment and loss. 2: Anxiety and anger*, Hogarth Press, London (trad. it. *Attaccamento e perdita. 2: La separazione dalla madre*, Boringhieri, Torino, 1975).

BOWLBY J. (1980), *Attachment and loss. 3: Loss, sadness and depression*, Hogarth Press, London (trad. it. *Attaccamento e perdita. 3: La perdita della madre*, Boringhieri, Torino, 1983).

BOWLBY J. (1988), *A secure base: Parent-child attachment and health human development*, Basic Books, New York (trad. it. *Una base sicura. Applicazioni cliniche della teoria dell'attaccamento*, Raffaello Cortina, Milano, 1989).

BUTCHER J. N., DAHLSTROM W. G., GRAHAM J. R., TELLEGEN A., KAEMMER B. (1989), *Minnesota Multiphasic Personality Inventory-2 (MMPI-2) manual*, University of Minnesota, Minneapolis, MN (ad. it. di P. Pancheri, S. Sirigatti, Giunti O.S. Psychometrics, Firenze, 1995, nuova edizione 2016).

DAVIS R. A. (2001), «A cognitive-behavioral model of pathological internet use», *Computers in Human Behavior, 17 (2)*, 187-195.

George C., Kaplan N., Main M. (1985), *Adult Attachment Interview*, manuale non pubblicato, Department of Psychology, University of California, Berkley.

La Barbera D. (2008), «Prefazione». In D. La Barbera, C. La Cascia (a cura di), «Nuove dipendenze. Eziologia, clinica e trattamento delle dipendenze "senza droga"», *Nóos, 14 (2)*, 117-127.

Lavenia G. (2004), «Introduzione alle nuove dipendenze on line». In M. Marcucci e M. Boscaro, *Manuale di psicologia delle dipendenze patologiche*, L'Asterisco, Urbino.

Lavenia G. (2010), «Cyber sexaddiction: un fenomeno in continua crescita», *PsicoIn, XVI (1)*, 19-25.

Lavenia G. (2012a), *Internet e le sue dipendenze. Dal coinvolgimento alla psicopatologia*, Franco Angeli, Milano.

Lavenia G. (2012b), «Le Web dipendenze». In G. Lavenia, *Internet e le sue dipendenze. Dal coinvolgimento alla psicopatologia*, Franco Angeli, Milano.

Lavenia G., Stimilli S. (2010), «Elementi di psicologia clinica. Il punto di vista sistemico-relazionale». In G. Lavenia, *Elementi di psicologia clinica e dinamica. Manuale per operatori dei servizi sociali e della salute mentale*, Franco Angeli, Milano.

Lavenia G., Stimilli S. (2012), «L'impatto di Internet». In G. Lavenia, *Internet e le sue dipendenze. Dal coinvolgimento alla psicopatologia*, Franco Angeli, Milano.

Lavenia G., Stimilli S. (2013), «L'identità nell'era del Web: rischi e psicopatologie delle nuove tecnologie digitali». In F. Pagnotta (a cura di), *L'età di Internet. Umanità, cultura, educazione*, Mondadori Education-Le Monnier Università, Milano-Firenze, pp. 213-228.

Lavenia G., Stimilli S. (2014), «La Rete e le sue finzioni. L'esempio del cybersex e della porno dipendenza», *PsicoIn, 10 (1)*, 30-34.

Main M., Goldwyn R. (1985), *Adult Attachment scoring and classification system*, manuale non pubblicato, Department of Psychology, University of California, Berkeley.

Nardone G., Cagnoni F. (2002), *Perversioni in rete: psicopatologie da Internet e il loro trattamento*, Ponte alle Grazie, Milano.

Onnis L. (1985), *Corpo e contesto. Terapia familiare dei disturbi psicosomatici*, La Nuova Italia Scientifica, Roma.

Pagnotta F. (2013), *La società, i giovani e le nuove tecnologie digitali: il ritardo educativo italiano*. In F. Pagnotta (a cura di), *L'età di Internet. Umanità, cultura, educazione*, Mondadori Education-Le Monnier Università, Milano-Firenze, pp. 131-151.

PRAVETTONI G. (2002), *Web psychology*, Guerini e Associati, Milano.

PRENSKY M. (2001), «Digital natives, digital immigrants», *Horizon, 9 (5)*, 1-6, MCB University Press.

SCABINI E., IAFRATE R. (2003), *Psicologia dei legami familiari*, Il Mulino, Bologna.

SELVINI PALAZZOLI M., CIRILLO S., SELVINI M., SORRENTINO A. M. (1988), *I giochi psicotici nella famiglia*, Raffaello Cortina, Milano.

SIBALDI I. (2012), *Il mondo dei desideri. 101 progetti di libertà*. Tlön, Roma.

SPITZER M. (2015), *Demenza digitale. Come la nuova tecnologia ci rende stupidi*, Corbaccio, Bergamo.

STIMILLI S. (2011), «Neuroni specchio: scoperta e risvolti applicativi», *PsicoIn, 17 (1)*, 32-36.

TURKLE S. (1995), *Life on the screen: Identity in the age of the Internet* (trad. it. *La vita sullo schermo: nuove identità e relazioni sociali nell'epoca di Internet*, Apogeo, Milano, 1997).

WALLACE P. (2000), *Psicologia in Internet*, Raffaello Cortina, Milano.

YOUNG K. S. (1998), *Caught in the Net: How to recognize the signs of Internet addiction and a winning strategy for recovery*, John Wiley & Sons, New York (trad. it. *Presi nella rete: intossicazione e dipendenza da Internet*, Calderini Agricole, Bologna, 1998).

SITOGRAFIA

www.audiweb.it
www. blogmeter.it
www.excelacom.com
www.mequilibrium.com
www.mylookout.com
www.techspartan.co.uk
www.vincos.it
www.wearesocial.com

CONSULENZA PSICOLOGICA ONLINE

Esperienze pratiche, linee guida e ambiti di intervento

di Davide Algeri, Sara Gabri e Luca Mazzucchelli

160 Pagine - 18,00 €

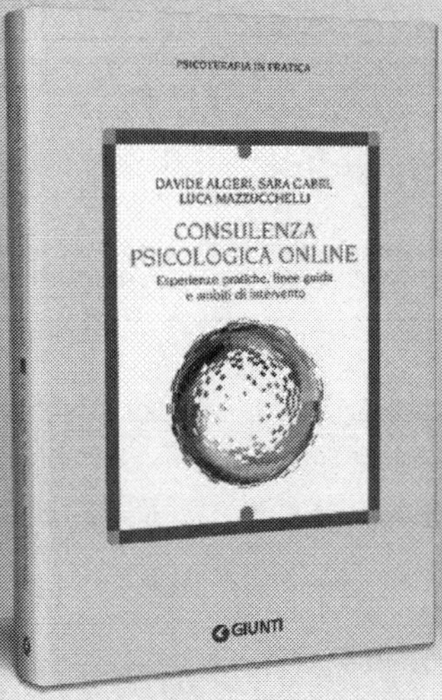

Sotto la spinta innovativa delle nuove tecnologie, gli psicologi di oggi e del futuro devono interrogarsi sulle nuove modalità di richiesta di aiuto da parte dei clienti e guardarsi dal rischio di colludere con procedure di interazione non sempre ottimali per l'esercizio di una buona psicologia. Il volume fa chiarezza su questi aspetti e fornisce al professionista gli strumenti pratici per svolgere la professione via webcam in maniera consapevole.

Davide Algeri
Psicologo e psicoterapeuta, è fondatore e responsabile clinico del Servizio Italiano di Psicologia Online e del portale Helpsy. Studia i rischi e i vantaggi delle nuove tecnologie applicate agli interventi di tipo psicologico-clinico e svolge attività di ricerca presso l'Istituto Auxologico italiano.

Sara Gabri
Psicologa del lavoro, dal 2012 è docente presso l'Università Cattolica di Milano per la parte esperienziale del corso di Psicologia del lavoro e dell'organizzazione. È consulente senior per OpenKnowledge, dove si occupa delle dinamiche organizzative verso l'Industry 4.0 e di digital transformation.

Luca Mazzucchelli
Psicologo e psicoterapeuta, è vicepresidente dell'Ordine degli Psicologi della Lombardia. Ha fondato il Servizio Italiano di Psicologia Online, il portale Helpsy e il canale YouTube Psicologia con Luca Mazzucchelli. Dal 2016 è direttore della storica rivista *Psicologia contemporanea*.

GIUNTI PSYCHOMETRICS

ACQUISTALI SU WWW.GIUNTIPSY.IT

TERAPIA A SEDUTA SINGOLA

Principi e pratiche

di Flavio Cannistrà e Federico Piccirilli

240 Pagine - 22,00 €

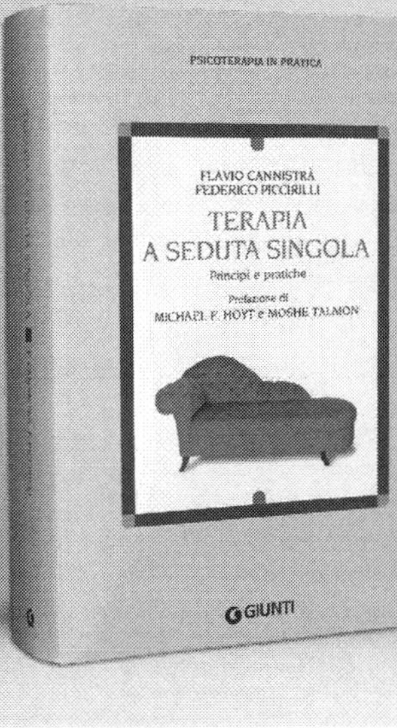

Terapia a seduta singola è l'unico manuale in Italia a trattare la TSS, una tipologia innovativa di intervento terapeutico per massimizzare l'efficacia di ogni singolo incontro di terapia e renderlo più risolutivo fin dalla prima seduta. Questo manuale, che combina la teoria con la pratica, offre ai professionisti gli strumenti necessari per utilizzare la terapia nella prassi quotidiana.

Flavio Cannistrà
Psicologo e psicoterapeuta, è fondatore e direttore dell'Italian Center for Single Session Therapy, il primo centro italiano per lo studio, la ricerca e la formazione nella TSS. Si occupa di formazione per psicologi e psicoterapeuti, con corsi per enti pubblici, privati e università.

Federico Piccirilli
Psicologo e psicoterapeuta, è specializzato in psicoterapia breve ad approccio strategico e ipnosi. Socio fondatore e direttore dell'Istituto ICNOS, è cofondatore dell'Italian Center for Single Session Therapy. Svolge docenze per scuole di specializzazione di psicoterapia, enti di formazione accreditati e aziende.

EMDR

e Disturbo Borderline di Personalità

di Dolores Mosquera e Anabel González

352 Pagine - 28,00 €

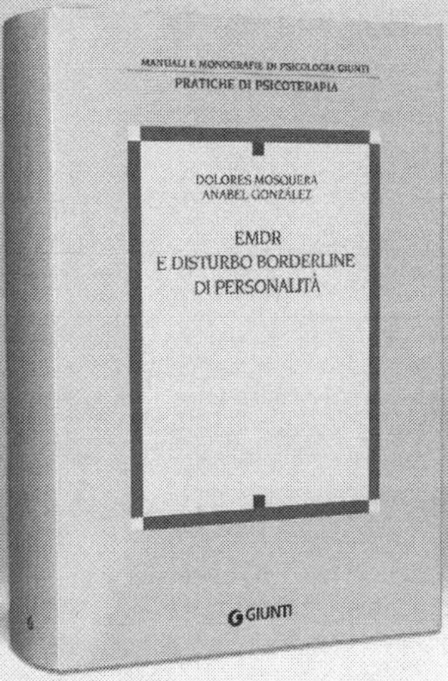

I pazienti con Disturbo Borderline di Personalità (DBP) costituiscono una popolazione estremamente complessa da trattare. E il percorso terapeutico può risultare tortuoso, incerto e faticoso. La vasta esperienza delle autrici ha comunque permesso loro di comprendere nel profondo le dinamiche che animano il mondo interno dei pazienti con DBP e di trovare il modo più efficace per sollevarli dalla loro sofferenza.

Dolores Mosquera
Psicologa e psicoterapeuta, supervisore e facilitator accreditato dall'Associazione EMDR Europe, è direttrice dell'Institute for the Study of Trauma and Personality Disorder (INTRA-TP). Lavora inoltre in diversi programmi per il trattamento di donne vittime di violenza e di uomini violenti colpevoli di reato, e in alcuni programmi di trattamento di adolescenti nelle carceri minorili.

Anabel González
Psichiatra e psicoterapeuta, coordina un programma sul trauma e la dissociazione presso l'Ospedale Universitario di La Coruña e ha una vasta esperienza clinica nel campo dei disturbi dissociativi e del trauma complesso. È vicepresidente dell'Associazione EMDR Spagna, supervisore e facilitator accreditato dall'Associazione EMDR Europe. È a capo del programma di training online su trauma complesso e dissociazione della ISST-D.

GIUNTI PSYCHOMETRICS **ACQUISTALI SU WWW.GIUNTIPSY.IT**

PARAFILIE E DEVIANZA

Psicologia e psicopatologia del comportamento sessuale atipico

di Fabrizio Quattrini

288 Pagine - 24,00 €

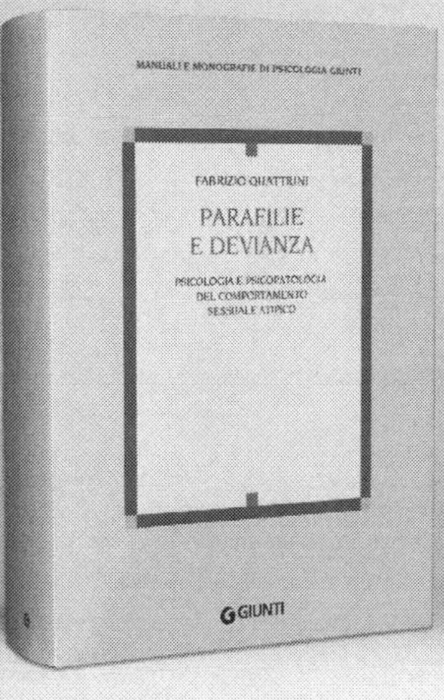

Ancora oggi, troppo spesso, la sessualità "atipica" è considerata "perversa" e "deviante". Ma è già dal 1980 che la comunità scientifica ha introdotto i termini Parafilia e Disturbo Parafilico per inquadrare i comportamenti sessuali atipici senza fare ricorso al concetto di perversione. Tenendo conto di tale nuovo approccio, questo volume rappresenta uno strumento scientifico di base per gli studenti e i professionisti ma anche per tutti coloro che si avvicinano all'argomento ponendosi domande su quello che può essere "normale" nella sessualità.

Fabrizio Quattrini
Docente di Clinica delle Parafilie e della Devianza presso l'Università dell'Aquila, psicoterapeuta-sessuologo, da anni si occupa di disforia di genere, sexual addiction, omogenitorialità, disfunzioni sessuali, parafilie e disturbi parafilici. Presidente dell'Istituto Italiano di Sessuologia Scientifica, conduce e coordina una serie di ricerche sulla sessualità nelle persone con disabilità. Insieme al comitato LoveGiver è promotore in Italia della figura dell'Assistente sessuale.

LA PERSONALITÀ ONLINE

Tracce digitali dell'identità

di Daniela Villani e Stefano Triberti

192 Pagine - 19,50 €

Questo libro mira a fornire, tanto ai "curiosi" quanto ai professionisti dell'ambito (studiosi, digital advertiser, creatori di contenuti), le informazioni fondamentali per riconoscere e gestire il lato psicologico della Rete. Mette in luce i potenziali rischi, come la seduzione online, l'uso problematico di Internet, l'isolamento, la dipendenza e i comportamenti aggressivi, ma anche le opportunità in termini di sviluppo di competenze individuali e sociali, come la regolazione emotiva e l'empatia, la prosocialità.

Daniela Villani
Insegna Psicologia della personalità alla Facoltà di Scienze della formazione dell'Università Cattolica del Sacro Cuore di Milano. Si occupa di analisi dell'interazione con i media e di interventi mirati alla promozione del benessere con il supporto di nuove tecnologie.

Sterfano Triberti
Insegna Ergonomia e User experience e Psicologia della comunicazione all'Università Cattolica del Sacro Cuore di Milano. Si occupa di ergonomia di tecnologie mediche e dell'uso delle nuove tecnologie per promuovere la salute, presso il Dipartimento di Oncologia e di Emato-oncologia dell'Università degli Studi di Milano.

GIUNTI
PSYCHOMETRICS

ACQUISTALI SU WWW.GIUNTIPSY.IT

IRRESISTIBILE

Come dire no alla schiavitù della tecnologia

di Adam Alter

336 Pagine - 19,50 €

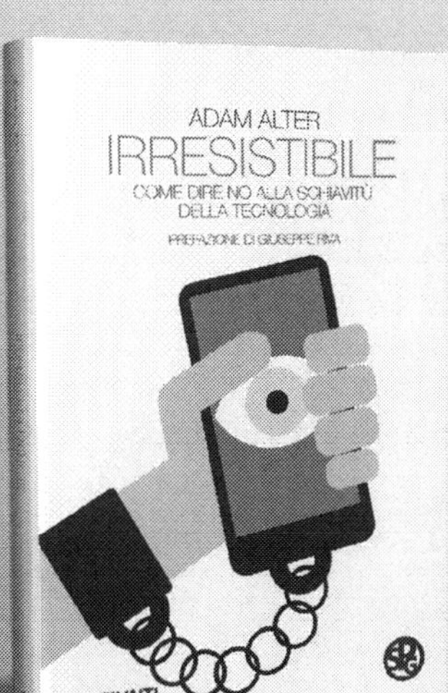

Benvenuti nell'era delle dipendenze comportamentali!
Controlliamo ossessivamente le e-mail, i "mi piace" su Instagram e i post su Facebook; ci abbuffiamo di serie tv e di video su YouTube; occupiamo una media di tre ore al giorno con lo smartphone. Adam Alter segue l'ascesa delle dipendenze comportamentali e spiega come possiamo controllare e utilizzare al meglio le nuove tecnologie che generano assuefazione, per mitigare gli effetti più dannosi sul benessere nostro e dei nostri figli.

Adam Alter
Professore di Marketing e Psicologia presso la Stern School of Business della New York University, è autore di *Drunk Tank Pink*, volume di successo che descrive le forze che modellano il nostro pensiero, il nostro comportamento e i nostri sentimenti. Ha scritto per *New York Times*, *New Yorker*, *Wired*, *Washington Post*, *The Atlantic* ed è stato consulente di decine di società, tra cui Google e Microsoft.

GIUSEPPE LAVENIA
LE DIPENDENZE TECNOLOGICHE
GIUNTI PSYCHOMETRICS S.R.L.

ALTRI TITOLI IN COLLANA

M. Balbo, EMDR *e disturbi dell'alimentazione. Tra passato, presente e futuro*. Pagg. 224, € 22,00.

S. Bonino, E. Cattelino, S. Ciairano, *Adolescenti e rischio. Comportamenti, funzioni e fattori di protezione (nuova edizione)*. Pagg. 384, € 22,00.

S. Bonino, A. Reffieuna, *Psicologia dello sviluppo e scuola primaria. Dalla conoscenza all'azione (nuova edizione)*. Pagg. 384, € 22,00.

D. Dèttore, *Trattato di psicologia e psicopatologia del comportamento sessuale*. Pagg. 496, € 32,00.

A. Di Fabio, *Counseling e relazione d'aiuto. Linee guida e strumenti per l'autoverifica*. Pagg. 256, € 28,00.

S. Di Nuovo, *Prigionieri delle neuroscienze?* Pagg. 240, € 22,00.

E. Faccio, *Le identità corporee. Quando l'immagine di sé fa star male*. Pagg. 256, € 18,00.

L. Mecacci, *Lev Vygotskij. Sviluppo, educazione e patologia della mente*. Pagg. 176, € 18,00.

D. Mosquera, A. González, EMDR *e Disturbo Borderline di Personalità*. Pagg. 352, € 28,00.

G. Petter, *L'adolescente impara a ragionare e a decidere. Introduzione allo studio del pensiero formale e delle condizioni in cui si formano le decisioni*. Pagg. 256, € 18,00.

G. Petter, *Il mestiere di insegnante. Aspetti psicologici di una delle professioni più interessanti e impegnative*. Pagg. 256, € 18,00.

G. Petter, *Insegnare la psicologia*. Pagg. 256, € 18,00.

G. Petter, *Ragione, fantasia, creatività nel bambino e nell'adolescente*. Pagg. 192, € 18,00.

G. Petter, *Psicologia e scuola dell'infanzia (nuova edizione)*. Pagg. 320, € 22,00.

G. Petter, *Il bambino impara a pensare. Introduzione alla ricerca sullo sviluppo cognitivo (nuova edizione)*. Pagg. 288, € 26,00.

F. Quattrini, *Parafilie e devianza. Psicologia e psicopatologia del comportamento sessuale atipico*. Pagg. 288, € 24,00.

G. P. Quattrini, *Per una psicoterapia fenomenologico-esistenziale*. Pagg. 448, € 29,00.

A. Salvini, M. Dondoni, *Psicologia clinica dell'interazione e psicoterapia*. Pagg. 416, € 29,00.

A. Salvini, A. Ravasio, T. Da Ros, *Psicologia clinica giuridica*. Pagg. 544, € 34,00.

P. Salzarulo, *Come dormiamo*. Pagg. 128, € 15,00.

F. Tramonti, A. Fanali, *Identità e legami*. Pagg. 192, € 18,00.

www.giuntios.it

Immagine di copertina:
©Ikon Images/Getty Images

Giuseppe Lavenia, psicologo e psicoterapeuta, è docente a contratto di Psicologia del lavoro e delle organizzazioni presso l'Università degli Studi di Ancona, Presidente dell'Associazione Nazionale Dipendenze Tecnologiche, GAP e Cyberbullismo (Di.Te.) e Direttore scientifico della Cooperativa Vivere Verde Onlus. Grazie al suo lavoro di clinico e di ricercatore, è tra i massimi esperti di nuove dipendenze tecnologiche e di web compulsioni. È responsabile dell'Area Nuove Dipendenze del Centro Polispecialistico "Salus", Vice Presidente dell'Ordine degli Psicologici della Regione Marche e Consigliere nazionale ENPAP. Partecipa a congressi in ambito nazionale e internazionale, e scrive e collabora abitualmente con diverse testate giornalistiche, radio e TV.

Con contributi di:

Stefania Stimilli, psicologa e mediatrice familiare, già cultrice in Psicologia delle Dipendenze presso l'Università degli Studi "G. d'Annunzio" di Chieti-Pescara, da anni collabora nella ricerca clinica sulle dipendenze tecnologiche e sulle interconnessioni tra adolescenti e tecnologia.

Made in the USA
Monee, IL
04 November 2026

67379470R00069